「足し算医療」のススメ

70代、老化の分かれ道でつまずかないために

和田秀樹

はじめに

「異次元の少子化対策」

この言葉を聞いたとき、「なんだ、それは！」と驚きました。

政策の中身を見たら、もっと驚きました。この国の政治をつかさどる人間たちは、どこの異次元を見て政策をつくっているのかと唖然としました。

それが本当に少子化対策になるのならばまだいい。でも、若い人たちが「子どもをつくろう！」という原動力になるとはとても思えない。そんなことのために、限りある財源をつぎ込むならば、もっと実のあるやり方があるだろう、とあきれてしまったのは、私だけではないでしょう。

このまま少子化が進めば、日本の人口がますます減っていくのは、間違いのないことです。それによって国力が落ち、経済が低迷することを防ぎたいと考えるならば、早急に始めるべきは、高齢者対策。私はそう考えます。

しかしこれは、「増え続ける医療費や介護費用をどうするか」というマイナスの方向から眺めると、解決策にはなりません。

重要なのは、「高齢者を元気にする政策」です。

現在、日本の65歳以上の高齢者の人口は、約3割です。そのうち、要介護・要支援の人は全体の2割です。残りの8割は元気な人たち。この方々がいつまで元気であり続けられるのかが、今後、重大な問題となってきます。その割合が7割、6割と減ってくると、国の財政はひっ迫してくるからです。さらに労働力不足も深刻になります。

もしも私が、この問題に取り組む立場にあるとしたら、高齢者をどうやって今以上に元気にするかに心血を注ぎます。そうして、「生涯現役」を貫く高齢者を増やします。

「現役」とは仕事を続けることだけを指すわけではありません。もちろん、続けられるうちは働いたほうがよいですし、年金暮らしだけでは心もとないという人も仕事を持ったほうがいい。人手不足の日本では、60歳以上の人も働ける場所がたくさんあります。

それに加えて、「現役の消費者」であり続けることが大事です。これも重要な「現役」の一つのあり方です。

現在、日本の個人金融資産は2000兆円を超えています。このうち、60歳以上の人が保有する割合はなんと6割強。この人たちが活発な消費活動を起こしていけば、若い世代にまでお金が回り、日本の経済は改善していくはずなのです。

ところが、**「高齢者こそ大事な消費者である」**という発想が、今の政治家たちには乏しい。そして、若い世代ばかりに注目し、少子化対策という名でバラマキをする。若い世代は資産形成が難しくなっているうえ、老後の不安も強いので、もらったお金の多くは貯蓄に回すでしょう。つまりは、世の中にお金がますます回らなくなっていくだけなのです。

そもそも、これから生まれてくる子どもたちが労働力になるまで20年以上かかります。その頃には、今とまるで違う時代が来ているはずです。

現在、世界は、ＩＴ（情報技術）からＡＩ（人工知能）の時代へ移りゆく転換期にあります。ＩＴの時代は、人間がＩＴを使って何ができるかを考えなければなりませんでした。ＩＴの使い方を身につける必要もあり、「ついていけない」と感じた人は多かったでしょう。

しかし、ＡＩの時代は、ＡＩが人間のニーズを察して何をしたいのか考えてくれます。あるいは命令すれば、それを実現してくれます。今後、ＡＩを搭載したロボットも実用化され、日本が抱える人手不足の問題もいずれ解消されます。むしろ、たくさんの職業がＡＩに取って代わられ、失業者が増加するとも考えられます。つまり、今生まれた子が、20年後に経済活動に参加できているかどうかは、わからないのです。

とはいえ、少なくとも今後5年間は、人手不足の状態は続いていくはずです。日本経済も復活する兆しをなかなか見せないでしょう。そうだとするならば、**生涯現役を貫く元気な高齢者を増やすことは、人手不足と消費不況という2つの大問題を短期間のうちに一挙に解決する**対策になるのです。

だからこそ、まずは高齢者対策に乗り出して、国の経済力を高めていくことが先決です。

なお、少子化がここまで進んでいる背景には、若い世代が将来に夢を見られない現実があります。結婚して子どもがほしいと思えるようになるためには、経済力と心の豊かさが必要。つまり、元気な高齢者を増やして消費不況を解決し、世の中を豊かにしていくことは、少子化対策にもつながっていくのです。

そうだというのに、「老後は2000万円が必要」「人生100年時代」などという言葉を独り歩きさせ、高齢者の財布のヒモをますます固くしてしまった。しかし老後は、貯金などなくても十分に心豊かに過ごせます。このことについても、本書でお話しします。

とはいえ、「国が何とかしてくれるだろう」と待っていては、私たちは歳を重ねるばかりです。

では、どうすればよいのか。

60代以上の人たちが今以上に元気になって将来の不安が消え、人手不足と消費不況という大問題を解決できる方法が1つあります。

それが「足し算医療」です。詳しいことは第2章で説明しますが、ひと言で言えば、「元気になること」「楽しくなること」を足していく医療と生活です。60代からは、どうしても体の機能は衰えていくことになります。その進行に個人の差はあっても、老化は避けられません。体力や気力の衰えも歳のせいだと納得している人が大半だと思います。その**衰えた部分を、食事や運動、サプリメント、性ホルモンな**

どで積極的に補っていくのが足し算医療です。60歳以上の一人ひとりが、足し算医療に取り組んでいくと、日本社会は変わります。

何より、私たち自身が変わります。活力が湧いてきて、今をますます楽しめるようになるでしょう。

反対に、高齢者の活力を奪うのが「引き算医療」です。

この医療の在り方こそが、高齢者から元気を奪っている大本命であると私は考えています。

そうだというのに、現在、ほとんどの人が受けているのは引き算医療なのです。日本の保険診療は、引き算医療を基本につくられているからです。

それは、検査の数値ばかりに注目して、薬を使って基準値まで下げたり、数値を下げるために食事制限をしたりといった医療です。50代までは、将来起きるかもしれない健康に関するトラブルを防ぐために有効かもしれませんが、高齢者にとっては活力を削いでしまうマイナス面が大きくなります。

では、引き算医療と足し算医療とは、具体的に何か。医療を受けるとき、どんなことに気をつけるとよいのか、本書では詳しく伝えていきます。

いろいろな難しい問題にも触れていきますが、足し算医療の基本は簡単。

「がまんをやめて、栄養と楽しいを足す」

これだけです。ここを心がけていくだけで、人生は確実に変わります。

60代以降の人生に、もうがまんは必要ない。これは、医療に関しても同じです。

そして、できることならば、こんな方々にもぜひ読んでいただきたいと願います。

それは、以下の項目にチェックがつく方々です。

□いまだにマスク生活を続けている
□免許の返納を考えている
□疲れやすく、すぐに横になりたくなる
□日中、よくウトウトする

□頭がぼんやりすることが多い
□歩くことや外出することが億劫《おっくう》になった
□世の中や物事への興味がなくなってきた
□この一年間に転倒したことがある
□以前は楽しいと感じたことが、今は楽しくない
□なんとなくテレビを見ている時間が増えた
□「人の話を聞かない」「頑固」とよく言われる
□人と会いたい、会話をしたい、と思えない
□相手の言葉が聞き取りにくい
□料理をつくるのが面倒に感じる
□以前より食欲が落ちた
□「肉が食べたい！」と思わなくなった
□お茶や汁物でむせることが増えた

□掃除・洗濯が面倒で部屋が汚い
□スマホやパソコンなど電子機器が苦手
□歳を取ることが「寂しい」「悲しい」「嫌だな」と感じる

こうした心身の衰えは、引き算医療で起こってくる代表的な症状でもあります。もしかしたら、今受けている引き算医療や熱心に行っている健康管理が原因になっているかもしれないのです。

そこで第1章では引き算医療の問題点、第2章では足し算医療の重要性、第3章では私が実践している足し算医療、第4章では生活の中で「足し算」を行っていく方法について、お話ししていくことにしましょう。

第3章 Dr.和田の「足し算医療」のススメ …… 115

第4章 今日から始めよう！

第1章

日本人を狂わせる「引き算医療」

人の晩年は医療次第

まず、お尋ねしましょう。あなたは、何を基準に医者を選んでいますか。どの「医者」に診てもらうかは、どんな「医療」を選ぶか、ということ。ここをきちんと意識しているでしょうか。

人の晩年は、医療の選び方で180度違ってきます。

60代までの人生は人それぞれでしょう。目標とするところもそれぞれ違っていたはずです。しかし、60代以降、ゴールとして見据えるところは同じになります。

では、人生のゴールとはどこにあるのでしょう。お察しのとおり、死です。

ただし、ゴールにたどり着くまでの生き方はまるで異なります。その道とは大きくわけて2つ。どちらを選ぶかによって生き方もある程度決まってくるのです。

一つは、幸せな道。この道を選べば「いい人生だった。楽しかった。ありがとう」と最期に満足できる生き方ができるでしょう。

もう一つは、つらく苦しい道。「どうしてこんなにつらい思いをしなければいけないのか」と思いながら生きる道です。「あんな医療を受けなければよかった」という後悔や、「もっと人生を楽しみたかった」という未練を残すことになる道です。

どちらの道をたどるかは運命、ではありません。どんな医療を自ら選ぶかで決まってきます。

幸せな道を進みたいならば、「足し算医療」を選ぶことです。人生の喜びや楽しみを最優先し、そのために必要な医療を足していく、という考え方です。

反対に、60代以降に「引き算医療」を選ぶと苦しい道を進むことになります。

そうだというのに、現在、ほとんどの人が、自分で気づかぬまま引き算医療を選ばされています。日本の医療の現場では、引き算医療が主流だからです。それによって60代になると、みんなそろってつらく険しい道を進まされているように、私には見えてならないのです。

「命を守る」という大義名分ほど怖いものがあるか

では、引き算医療とは、どのようなものでしょうか。

その典型例から考えてみたいと思います。

もっともわかりやすく、記憶に新しいのが、コロナ禍における感染対策です。

コロナ禍では、ほとんどの医者が引き算医療を行いました。とくに問題だったのが、感染症の専門家を名乗り、連日、テレビ番組に出演していた医者たちです。

彼らは、口々に「不要不急の外出を控えるように」と訴えました。「ステイホーム」というスローガンを唱え、家にこもるように促しました。

あれこそが、引き算医療です。外出すること、人と会話すること、外で食事をすることを、われわれの生活から「引き算」させたのです。

なぜ、そんなことが許されたのでしょう。

コロナ禍では、「死なないこと」が何よりも重視されたからです。ウイルスは人から人へ移っていきますから、感染を広げないためには、人と人とが接触しないことが必要。感染症学者たちは、そう訴えました。

つまり、「命を守る」という大義名分のために、国民の生活から「外出」「会話」「コミュニケーション」を引き算させたわけです。

医療とは本来、自己決定によって選択していくものです。自分の命や人生に直接かかわることだからです。ところが、コロナ禍では「命を守る」という大義名分のもと、医療の自己決定権が奪われました。

それによって、何が起こったか。コロナ感染者と15分間同じ空間にいただけの人も、濃厚接触者と呼ばれて隔離されました。入院したらお見舞いが禁じられ、家族に会えなくなりました。病院で亡くなった人は、人生の最期に家族とのお別れさえ許されず、再会はお骨になったのち。この悲劇も「命を守るため」といって受け入れざるを得ない状況をつくり出すのが、引き算医療の一面です。

喉元過ぎても、熱さを忘れるな！

コロナ禍は異常事態であり、命を守るためなら、当たり前の日常を引き算されてもしかたがなかった。こう考える人は多いと思います。

これこそ、引き算医療の罠です。引き算医療でもっとも重視されるのは、何か。「命」です。「患者をとにかく死なせないことが大事」と定義されると、「そのためにはどんな犠牲もしかたがない」という答えが導かれていきます。

この「命を守るため」という大義名分ほど厄介なものはない。「死にたくない」と思うのは、人が生物である以上当然の感情だからです。

それゆえに同調圧力が働きやすくなります。「命を守る」という大義名分が大上段に振りかざされれば、その力は、いっそう激化します。**「おかしい」と感じたとしても、多数意見にのみ込まれ、暗黙のうちに強制されていく**のです。

このように、命を最重要視する引き算医療は、同調圧力が働きやすい。医師が「正しい」と言えば、たとえおかしなことでも患者は受け入れざるを得なくなるのです。

では一つ、考えてみてください。自粛生活は、私たちに何をもたらしたでしょう。2019年末から始まったコロナ禍は、2023年5月に新型コロナウイルス感染症が5類になり、一応の結末を迎えました。平常に戻りつつある今、冷静な視点でこの問題を見つめ直してほしいのです。

答えは、その人の立場によって異なるでしょう。私もここで同調圧力を働かせるつもりはありません。自分の意見を持ち、言葉にすることが大事。反対にやってはいけないのは、今回の経験を「喉元過ぎれば熱さを忘れる」ようにすることです。

コロナ禍は、日本社会の問題点を浮き彫りにしました。その一つが、この国は患者個人の生き方より医療の事情を優先し、いとも簡単に同調圧力が働くこと。人の幸せな晩年も、人生の最期という大切な瞬間も難なく壊される。そうだというのに、コロナ禍の問題点をこのままスルーしてよいのでしょうか。

高齢者ほど「ステイホーム」をしてはいけなかった

コロナ禍では、私は自分の患者さんにこう言っていました。
「外に出て散歩をし、軽い運動もして、おいしいものを食べて、好きな人と過ごす時間を大事にしてくださいね。ただ、感染を避けたいなら、人と話すときにはソーシャルディスタンスを保つほうが安全かもしれません」

国の感染対策とはおよそ正反対のことを患者さんに勧めていたわけです。なぜなら、**コロナ感染を予防するうえで重要なのは自粛ではなく、免疫力**だからです。

ウイルスは他の生物に寄生することでしか繁殖できないわけですから、私たちの体内になんとしても侵入しようとすることは、ある意味、自然なことです。よってウイルスが広がってしまったら、人は自らの免疫力で対抗するしかなくなります。

実際、コロナに感染したとき、無症状の人と発症した人がいました。その違いこそが免疫力にあります。免疫力が保たれていれば、新型コロナウイルスに感染しても発症しないし、たとえ発症したとしても重症化せずにすむのです。

では、免疫力とは何でしょうか。簡単に言えば、私たちの体に備わった、病気を防ぎ、治すための自己防衛システムのこと。この働きは、人が元気に活動したり、楽しさや幸福感を覚えたり、笑ったりしたときに活性化します。

一方、それと反対のことをすると、どうなるでしょう。当然、免疫力は低下します。家でじっとして、人と会話する楽しみを引き算すれば、免疫力は途端に落ちます。ストレスほど免疫力を低下させるものはないのです。

コロナ禍における自粛生活は、まさに引き算医療でした。がまんの多い生活は、人の免疫力を低下させます。その状態ではウイルスが体内に侵入してきたとき、発症を防げません。しかも、免疫力は加齢とともに低下しやすいのです。ですから、**高齢者が免疫力を保つには外に出ていくことが大事**なのに、医者や政府はステイホームを求めた。高齢者が重症化しやすい対策を国民に強いたことになります。

情報番組の出演者がかしこいとは限らない

一つでも悪いことが起こると、すべての物事に当てはめて考える思考パターンを心理学の用語で「過度な一般化」と呼びます。

新型コロナ感染症では有名人も何人か亡くなりました。その一人が志村けんさんです。日本を代表するコメディアンが倒れたとあって、このウイルスがいかに恐ろしいか、志村さんを偲《しの》ぶ映像とともにセンセーショナルに報道されました。

志村さんの70歳という年齢、持病、ヘビースモーカーであったこと、毎晩の飲酒などが原因ではないか、と専門医たちは解説しました。すると、「高齢」「持病」「喫煙」「過度の飲酒」などの要因を持つ人が感染すると、あっという間に命を奪われるかのように喧伝《けんでん》されました。これによって国民の不安はいっそうあおられました。

一方で、ステイホームをしないことは「悪」と、暗に迫られました。驚いたのは、

「無症状と気づかないまま不要不急の外出をすれば、誰かを死に追いやることになる」「もしかしたら、自分が志村さんを死なせてしまった可能性だってある」とコメントした著名人が多く現れたことです。

あれこそが、過度な一般化の典型例です。この思考パターンは、認知的成熟度の低い人に起きやすいものです。つまり、**テレビという公共の電波を使って物を語っている人の認知能力だって、その程度**ということです。

ところが、認知的成熟度が低い人の集団では、「こんな悲しいことを二度と起こしてはいけない」という言葉が人の心を打ちやすく、正当化されやすい。この愚かさに気づいていないと、「おかしな論調だな」と感じても同調圧力に流されて、いつしか自ら引き算医療を始めるようになってしまうのです。

ここが重要なポイントです。引き算医療は、強力な発言力を持つ人の言葉に流されて選びやすい。そして、そこからは、「これを選択することで、自分自身が幸せかどうか」という重要な考えがすっぽりと抜け落ちてしまっているのです。

アフターコロナは、要介護者が増えていく

では、コロナ禍における自粛生活という引き算医療によって、今後、どんな問題が起こってくると予測できるでしょうか。一つには、要介護高齢者の急増です。

私は高齢者専門の精神科医として、認知症や老人性うつなどの患者さんの診療を行っていますが、コロナ禍では、高齢の患者さんの多くがクリニックに来なくなりました。みな、感染が怖くて家に閉じこもった。かわりに、家族が薬だけを取りに来ていました。

私は患者さんの様子を知るため、家族に話を聞きました。すると、家に閉じこもるようになって、足腰が弱った、認知症が進んだように感じる、という声が目立ちました。なかには、ほとんど歩けなくなってしまったという人もいました。

こうした機能低下を「廃用症候群」と呼びます。使われなかった体の機能は、衰

えていきます。高齢者の場合、これが顕著です。たとえば若い人ならば、骨折して1カ月寝たきりの生活をしていても、骨がつながればすぐに歩けるようになります。ところが**高齢者の場合、風邪をこじらせて寝込んでしまうだけで、足腰が弱ってくることもある**のです。

では、外に出かけていく機会が減るとどうなるでしょうか。自粛生活が1年も続けば、かなりの歩行困難をきたすと予測できます。筋力低下がかなりの割合で起こってくるためです。また、体を動かさなければお腹も空かず、栄養状態も悪くなります。これによって、運動機能だけでなく、認知機能も低下するのは明らかです。

コロナ以前、「フレイル（虚弱）高齢者」がずいぶんと問題にされていました。フレイルとは要介護の前段階の状態。早々に対策を行えば活発な高齢者に戻れるとあって、厚生労働省や日本老年医学会は熱心に対策を行っていたのです。ところがコロナ禍に突入すると、医者たちはフレイルに触れなくなりました。そして、とたんに自粛を促した。その結果、要介護となる人が増えるリスクが高まったのです。

自粛生活は老人性うつを増やす

もう一つ、見逃せない問題があります。老人性うつの増加です。

老人性うつとは、65歳以上に起こるうつ病のこと。高齢者の病気の中でこれほど怖い病気があるだろうか、と私は感じます。発症すれば、来る日も来る日も不安や罪悪感が襲い、極度の疲労感やめまい、不眠など、身体的な不調も起こってきます。つらい毎日が続くことから、自らを死に追いこんでしまう人も多いのです。

ほとんどの人は、高齢になると、体や脳の老いばかりを気にします。

しかし、**放置すれば心も老いる**のです。

現在、うつ病を発症する人が増えていますが、64歳以下の場合、発症する割合はおよそ3パーセントです。それが65歳以上になると5パーセントに上昇します。つまり、**高齢者の20人に1人が老人性うつの状態にあります。**

では、どうして65歳を過ぎると、人はうつ病を発症しやすくなるのでしょうか。

原因の一つは、加齢とともにセロトニンの分泌能力が衰えることにあります。

人の脳内では、日光を浴びることでセロトニンが多く分泌されます。セロトニンは幸福感を伝える神経伝達物質で、「幸せホルモン」とも呼ばれます。これが私たちの精神活動に強く影響します。具体的には、分泌量が多いと幸福感が高まります。

反対に分泌量が減れば、幸福感を得られなくなって憂うつ感が強まります。その状態が続くと、うつ病発症のリスクが高まります。家に閉じこもる生活では、日光に当たる時間が著しく減ります。よって、セロトニンも分泌しにくくなるのです。

ですから**うつ病予防には、1日に20分以上は外に出て日光を浴び、楽しいと感じたり、おいしいものを食べたりする機会を持つことが大事**です。

ところが自粛生活では、老人性うつの予防に必要な外出が引き算されました。今後、老人性うつを発症する人も増えるでしょう。老人性うつは自殺と結びつきやすい。この事実を前に「自粛生活は必要だった」と誰が断言できるかと思うのです。

マスクとは「一種のリトマス試験紙」

昔、リトマス試験紙を化学の実験で使ったことを覚えていますか？　酸性かアルカリ性かを調べる、あの紙です。私は、コロナ禍におけるマスクは、一種のリトマス試験紙のようなものだったと感じています。

コロナ禍では、「自粛警察」などと言って、マスクをしていない人を激しく罵倒する人が現れました。しかも、お店にさえ入れてもらえなかった。私もタクシーの乗車拒否をされました。自らの行動を他人に制限されたくないために、マスクをしていた人も多かったでしょう。もはやなんのためのマスクかわからない状態でした。

では、マスクというリトマス試験紙で何が試されたのか。それは「健康」に対する意識です。日本人は、口をマスクでふさぐことで、ウイルスを体内に侵入させないという「引き算医療」を好む国民性であることが明らかにされました。

反対に「マスクなんてしたくない」と暴動まで起こった国もありました。多くの国では感染の流行が下火になるとすぐにマスクを外し、日常を積極的に取り戻していった。「今日元気であること、楽しく暮らせることが大事」「それによって感染するのだとしたらしかたがない」という「足し算医療」を好む国民性の表れです。

このように、日本人の健康に対する意識は、世界と真逆であることがはっきりしたわけです。確かに、マスクという引き算医療は、感染対策に一定の効果を上げたかもしれません。しかし、弊害も大きかったことを理解されているでしょうか。

マスクをしていると、自分が吐いた息を吸うわけですから、認知機能が落ちます。脳が酸素不足になるからです。実際、マスクをする人は、テストの点数が2割ほど下がるという実験もあります。ところが、子どもの人生を決める入学試験時まで、大人はマスクを強いたのです。若い脳にも大きな害があるというのに、60代以降の人の脳に対する影響はいかばかりか。もともとのベースラインが下がっているのに、それをさらに下げればポテンシャルが落ちるのは疑いようもありません。

引き算医療を行う医者の見抜き方

日本人とはおかしなもので、かしこい人は生涯かしこいと思い込んでいるところがあります。医者を名乗る人は一生かしこく、エリートがバカになることはない。しかし、そんなことはないでしょう。学ぶことをやめれば、どんなに高学歴の人も、高い地位にある人も、バカにはなるのです。

地位のある人ほどバカになると厄介なのは、その意見が社会に影響を与えやすいからです。なのに、バカな人間ほど引き算をやりたがります。個々人が幸せになることを考えるより、「不幸のもと」を一律に引き算したほうが簡単だからです。

では、いったいどんな人が、「引き算」をやりたがる〝おバカさん〟でしょうか。

2パターンあると私は考えています。

一つは、既得権益に群がる「偉い人」たちです。肩書きを得ること自体が目的化すると、高い地位に上り詰めたあと、肝心の仕事に対する関心が薄れます。よって、勉強することも、努力することもなくなります。「自分はかしこい」と思い込んで従来のやり方に固執する。そうした行動を私は「知的怠惰」と呼んでいます。

もう一つが、感情のコントロールがきかなくなってバカになってしまうパターンです。自分が信じ込んでいることに反対意見が出されると、感情をあらわにするタイプ。感情にのみ込まれ、相手を頭ごなしに怒ったりします。

こうした人たちの特徴は、物事をとにかく引き算で考え、周りにもそれを強いることです。

医者の世界にも、大勢います。**60代以降にそうした引き算医療を行う医者をかかりつけ医にしていると、あなた自身が元気を失っていくことになりかねません。**

そんな医者を見抜く方法は、簡単です。「このまま放置すると、大変なことになりますよ」と脅かしてくるかどうか。自らの信じる医療を行うため、患者さんがどう生きたいかという自己決定権を許さず、言葉の力で従わせようとするのです。

医療の「当たり前」は高齢者には害になる

私は高齢者専門の精神科医として35年以上、臨床の現場で過ごしてきました。診察した患者さんは６０００人を超えます。介護の場や講演会など病院以外も含めれば、その数は１万人を超えるでしょう。自分で言うのもなんですが、老年医学のプロフェッショナルだと自負しています。

その臨床経験の中で、重大なことに気づきました。**60歳以上の人が「引き算医療」を続けていると、活力を奪われることが多い**、ということです。

人はそれぞれ年齢も体型も違います。栄養状態も生活環境も運動習慣も睡眠状態も異なります。性格や考え方、ストレスの感受性も違う。これは当たり前のことです。ところが、引き算医療を前にすると、患者さんにとって「当たり前」のそれらが無視され、数字で「病気か、そうでないか」が判断されるようになります。

たとえば、健康診断で血圧や血糖値、コレステロール値に異常が出ると、元気いっぱいに過ごせていても、「高いですね。基準値まで下げましょう」と薬による治療が行われます。適正体重（これも統計上はあてにならないものですが）になるまで減量を勧められ、塩分を控えるよう指導され、たばこもお酒も注意されます。

みなさんは、それを「当たり前」と思っていないでしょうか。

確かに、40～50代の中年世代までなら、健康診断の「異常値」を「基準値」まで下げることが、病気の予防や改善に役立つこともあるでしょう。生活習慣に改善すべき点があれば、引き算するのもよいと思います。

しかし、60歳以上の人には、「異常値」を「基準値」まで下げるという引き算医療は、害になることが多い。薬を飲み続けることで、思わぬ体調不良が出てくることがあるためです。しかも節制生活は、栄養不足を引き起こすうえ、ストレスにもなります。引き算医療を選択していると、「健康のため」と日々励んでいることが、健康寿命を縮めていくリスクと化すのです。

高齢者の体に医学の常識は当てはまらない

高齢者が、若い世代と同じ量の薬を飲むのは、非常にリスキーです。肝臓や腎臓の機能が落ちている分、薬が体内で作用する時間が長くなるからです。

薬には、服用してから一定の時間がたつと血中濃度が半減する「半減期」というものがあります。「1日に3回、8時間ごとに飲んでください」などと注意書きがあるのは、その薬が8時間くらいで半減期を迎えることを示しています。

ところが、高齢者の場合、薬の半減期が若い人に比べると遅くやってくる傾向があります。たとえば、抗不安薬のジアゼパムは、若い人の場合は20時間ほどで半減期にいたりますが、80歳くらいの場合は、半減期が80時間ほどにのびるため、若い人と同じように薬を飲んでいると、体内に薬がたまり過ぎて記憶障害や足のふらつきなどが生じます。ですから、本当ならば処方どおりに薬を飲むのではなくて、3

日に1回か4日に1回くらいの割合に抑えたほうがよいのです。

ところが、そうした配慮を行う医者はほとんどいません。

なぜでしょうか。**高齢者も若い人も「基準値」が同じ**だからです。

血圧でも血糖値でもコレステロール値でも、基準値はすべての世代にわたって一緒。さらには、飲む人の身長や体重、性別などに対する考慮もありません。そのため、身長１８０センチで年齢25歳の青年と、身長１５０センチで年齢90歳のおばあさんが、同じ薬を同じ分だけ処方されることも起こってきます。

これがもしも、小児というくくりだけで、１歳の赤ちゃんと14歳で体重70キロの少年に同じ量の薬が処方されたら、誰でも「おかしい」とわかりますし、そんな医者のところには二度と行くまい、と決意するでしょう。

しかし、成人となると「おかしい」と思うことなく、医者に言われるままに薬を服用してしまう。ですが、25歳の青年と90歳のおばあさんの半減期が同じはずがない。これは自明の理です。

10～15種類もの薬を飲んでいませんか？

医者が薬を処方するとき、多くの場合、基準値をもとにしています。そして、そもそも高齢者と若い世代の基準値が同一であってよいはずがありません。

しかし現実には一緒。なぜ、こんなことが通例になっているのでしょうか。

日本にも老年医学会はあります。大勢の医者が入会しているのに、大規模な調査を行って、日本人の高齢者の基準値はどの範囲がベストか検討していないのです。

よって、若い世代と同じ基準値をもとに、「病気か、そうでないか」が診断されます。そして、検査の数値が高く現れると「異常」とされ、病名がつけられ、若い世代と同量の薬が処方されます。**「高齢者と若い世代では、薬の効き方がまったく違う」**という当たり前のことがすっぽりと抜け落ちてしまっているのです。

こうしたことが起こった背景には、医療の専門分化が進んだこともあります。

たとえば、現在の大学付属病院には内科という診療科はありません。呼吸器、内分泌器、消化器、循環器といったように臓器別の診療科が並んでいます。要するに、診療がタコツボ化しているのです。

それによって、治療の専門性は高まっています。半面、多くの医師が自分の専門外についてはろくにトレーニングを積んでいません。よって、自らの専門分野以外についても広く学ぶ意思のない医師は、患者そのものを診て診断できない。医学会の定める数値を見て診断を下すしかできないのです。

ところが患者さんのほうは、60代にもなると何かと心身の不調が重なり、複数の疾患を抱えることが多くなります。本来は、**一人の患者さんが抱える疾患を総合的に判断して、優先順位をつけて薬を処方すべき**ところですが、専門医は他の領域に関する詳しい知識がない。よって、各診療科の医者はそれぞれに薬を処方します。

そんなこんなで、高齢の患者さんの中には10～15種類もの薬を飲んでいる人が珍しくありません。かくして、高齢者は薬漬けになりやすいのです。

副作用をあなどるな！

医療の専門化による弊害は、開業医のもとでも起こりがちです。

たとえば、内科クリニックと看板を出していても、そこの医者が内科系疾患すべてに通じているわけではありません。開業する以前は、大学病院や大病院で特定の臓器だけを見てきた医者がほとんどだからです。

そのため、専門外の疾患に対しては、医療マニュアルを頼ることになります。マニュアルには、標準治療として治療法や薬剤の用法が記載されています。ですが、一つの疾患に対して推奨される薬は、通常2～3種類はあります。

さらには、人によって「胃が痛むんです」「喘息がひどくて」「皮膚がかゆい」など複数の症状を訴えます。そうした症状に対しても、薬が処方されます。

薬には、程度の差はあれ、必ずなんらかの副作用があります。薬の数が増えればその分、副作用も大きくなります。そもそも大昔、薬は「毒」と同一でした。たとえば漢方薬で「附子《ぶし》」というと、鎮痛・強心などの薬効で知られる生薬ですが、もともとは猛毒のトリカブトです。「毒をもって毒を制す」という言葉は、薬が本質的に効果と副作用という二面性を持つことを表しています。

しかも悩ましいことに、一般に**よく効く薬ほど副作用も大きい**という傾向がある。副作用はあなどることができません。薬が体内に残りやすい高齢者ほど、副作用も強く現れやすくなってしまうのです。

さらに現代では「早死にしないため」「長生きするため」に飲む薬が多くなっています。**本来は体の具合が悪いときに、楽になるために飲むのが薬**です。ところが、体調に問題がないのに、数値が高いからといって、多くの薬を飲んでしまう。

しかし実は、「そうした薬を飲み続けた人ほど長生き」という大規模な比較調査のデータが日本にはありません。つまり、「早死にしないため」と薬を飲み続けていれば長生きできるという保証は、どこにもないのです。

金儲けのために大量の薬を出すわけではない

ただし、薬を大量に処方する医者に悪気があるわけではありません。金儲けをしようとしているわけでもない。ときどき、「医者が薬をたくさん出すのは金儲けのため」などという人がいますが、これは誤解です。院外処方になっている現在、医者が薬をたくさん出しても、儲からないしくみになっています。

では、どうして一人につき10〜15種類もの薬が処方されるようなことが起こっているのでしょうか。

私は、教育の問題が大きいと思っています。なんでもかんでもデータや検査の結果を重視し、異常値があってはならないとする。その背景には、「患者さんを死なせない」ことを正義とする日本の医療の体質があります。裏を返せば、「異常値＝死につながる」と考えられているのです。

こうした教育は、私には一種の「信仰」のように感じられることがあります。その信仰から外れることを誰かが言おうものなら、大炎上が起こる。

かくいう私も、その渦中に巻き込まれることが多々あります。

先日も「ｍ３.ｃｏｍ〈エムスリー〉」（以下、「ｍ３」）という医者向けのニュースサイトに、私に対する批判コメントが数多く書き込まれました。

きっかけは、朝日新聞に私のインタビュー記事が掲載されたことでした。その記事には、「私は高血圧で高血糖であるが、数値ではなく、自分の体調をみながらコントロールしている」という内容が書かれていたのですが、ここに反発した医者が「ｍ３」に投稿し、大勢の医者が反応したのです。

日本の医者の多くは、数値を見て、薬の力で基準値まで下げる引き算医療を「正義」と思い込んでいる。医学部では引き算医療が叩き込まれているからです。

そのため、引き算医療の害に言及する医者は、自分たちの信じる教えを否定する悪しき存在に映る。彼らにとって、がまんならない存在となるようなのです。

上から目線の医者たち

「日本の医者の多くは優秀」との思いが私にもありました。

大学病院勤めの医者は、教授を頂点とするヒエラルキーにどっぷりと浸かっているため、「異常値は、薬を使って基準値内に下げる」という引き算医療に疑問を持つことは、難しいところがあります。

しかし開業医であれば、患者さんと日々接する中で、「医療は、やっぱり理屈どおりにはいかない」「血圧はそこまで厳しくコントロールしなくても、患者さんが元気であれば問題ない」と考える人が多いだろうと思っていたのです。

ところが、そうでもないようです。「m3」には、私を批判する投稿が数多く掲載されているのですが、もっとも驚いたのは、約1000件ものレスポンスがあったことです。そのほとんどが、私に対する批判の投稿に「賛成」するものでした。

その一つに、私に対するこんなコメントがありました。

「高齢者に脱洗脳しなきゃいけない労力が増えて大変です」

これが医者の言うことかと目を疑いました。もし、私の本などを読んで、患者さんが「自分も薬を飲み過ぎているのではないか」と感じ、医者に相談したのだとしたら、そこに向きあうのが医者の仕事ではないのか。そもそも自分が行っている医療に自信があるのならば、なぜこの薬が必要なのか、高齢者治療のエビデンスに基づいて治療方針を伝えられる、絶好の機会となるはずです。私自身のことでいえば、自分の医療に対してどんな疑問にも答えられるようにしています。

ところが、「労力が増えて大変です」とこの医者は言う。患者の不安に応える義務を「労力」と公言しているわけです。しかも、患者の自己決定を洗脳されたと考え、「脱洗脳」という言葉を使う浅はかさ。患者さんに対して、自分がどれほど上から目線になっているかに、気づいていないのです。こんな医者に診てほしくはないなぁと思うのは、私だけでしょうか。

薬を飲むかどうかは、患者さんが決めること

医療とは、患者さん自身の自己決定によって選ばれるものです。なぜなら、治療は、人生と生命に深くかかわるものだからです。

私は患者さんに自らの考えを強制することはしません。また、処方する薬に対しては、服用のメリットを伝える一方で、副作用についてもきちんと伝えます。**薬の二面性を理解したうえで、飲むかどうかを決めるのは、患者さん自身**です。

たとえば高血圧症や糖尿病の人は、数値を下げるための薬を処方されるでしょう。それによって、将来、心脳血管障害によるリスクを軽減できる可能性はあるかもしれない。しかし、直近の問題として、体調が悪くなったり、頭がぼんやりしたりすることが起こってくる可能性がある。つまり、ＱＯＬ（生活の質）が落ちかねないのです。

「頭がぼんやりしたり、体がだるかったりしても、長生きをしたいのか」、それとも「平均寿命より短命に終わることがあっても、頭がはっきりした状態でこれからの人生を送りたいのか」という選択は、患者さん自身が行うことです。

ところが、多くの場合、医者たちは「薬を飲まないと死ぬ」と言って、半ば強制的に治療を行います。ただし、前述したように、日本では「薬を飲んだほうが長生きできる」という大規模調査がされていないので、実際のところはわかりません。

一方、オーストラリアにはこんな調査報告があります。全入院患者の３パーセント前後がなんらかの形で薬の服用に起因した入院であり、高齢の患者ではその比率が15～20パーセントにもなった、というものです。

薬が多く処方される日本では、その比率はさらに高いとみて間違いないでしょう。

私は、薬すべてを批判しているわけではありません。私自身も必要な薬を飲みますし、患者さんに処方もしている。しかし、**薬とは、日常の活動レベルを落としてまで飲むべきものなのか**、患者さん自身も今一度、考えてみてほしいと思います。

治療方針の決定権は患者さんにある

今回の「m３」の投稿の中で、私がもっとも驚いたのは、こんな内容の投稿です。ある糖尿病の力士が「食餌療法をしっかりやる医師の場所は負け、食事はほったらかしの医者に診てもらったときには勝つ」と言ったそうです。それに対して、この医者はこんなコメントをしていました。引用します。

「patients（患者）は忍耐を強いる医師の言うことは聞かず、自分の不摂生に迎合する医師の言うことを聞く。（略）patients（患者）がpatience（忍耐）を失ったら、それは患者ではない。ただの死にぞこないだ」

この意見、どう考えるでしょうか。本人はかっこうよく決めたつもりかもしれませんが、医者の感覚がいかにズレているかを如実に表しています。しかしながら、この意見に反対する医師は６月末現在ゼロです。通常の感覚であれば、力士にもっとも重要なのは勝利することだとわかります。もしも、食事にうるさく口出しする医者に従っていると力が出ないのであれば、その医者が行っている「これは食べちゃだめ」と制限する引き算医療が力士の活力を奪っていることになります。

なぜ、このことに医者が気づかないのか。それどころか、「忍耐が足りない」と怒るとは何事か。思わず、私自身も感情バカになりそうなほど憤りを感じました。

この医者に言わせたら、たとえば80歳の高齢者に対しても、長生きするため、残りの人生、食べたい物もお酒も楽しみも「がまんしろ」となるのでしょう。

そんな**楽しみが失われた人生こそ「ただの死にぞこない」ではないかと私は思ってしまう**が、この医者にしてみれば、生きてさえいればそれでよしとなるのです。

もちろん、一秒でも長生きするために、どんながまんにも耐えられる人や、それを喜んで実践できる人もいると思います。それならば、それでよいのです。

選択するのは患者さんであって、医者が強制するものではない。そもそも医者とは、人様を「ただの死にぞこない」と言えるほど、偉い人間ではないはずです。

免許を自主返納する必要はない

ここまでお読みいただき、ご自身が知らず知らずのうちに、引き算医療を選ばされてきたことに気づいた人は多いでしょう。

現在、社会問題になっている「高齢者の免許返納問題」もまさに「引き算医療」的発想の産物です。結論からいえば、「高齢者」という理由だけで、免許を返納する必要はありません。むしろ、高齢者の免許を取り上げようとするほうがおかしいと思ったほうがいい。

「高齢者は事故を起こすから危険。免許を自主返納しろ」。そういって免許を取り上げようとするのが、引き算的発想です。この場合、守ろうとするのは、交通事故によって奪われる命です。免許返納を迫られる高齢者にどんなことが起こってくるのかという側面には、まるで目が向けられていません。

では、仮にすべての高齢者が運転をやめたとして、交通事故は激減し、社会は平和かつ人々は幸福になるのでしょうか。

むしろ反対です。高齢の方々が家に閉じこもっていては、現在の消費不況は改善していきません。社会経済がますます停滞していきます。しかも社会はどんどん窮屈になります。家族は、介護の問題を抱える可能性が高まります。高齢者に免許を返納しろという人たちは、それをわかって声を上げているのでしょうか。

反対に、この問題を足し算医療の発想で考えると、どうでしょうか。足し算医療の基本は「がまんをやめて楽しいを足す」。**高齢者にがまんを強いるのではなく、楽しく快適に運転してもらえるような車をつくろうと考えるのが、足し算的発想**です。

そうした車は、高齢者だけでなく、他の世代にとっても事故を起こしにくい車です。高齢者に優しい社会とは、誰もが暮らしやすい成熟度の高い社会なのです。

ところが現在は、高齢者に免許の自主返納を暗に迫るという引き算の発想が広がっている。これが日本社会の現状です。

交通事故を起こすのは高齢者だけ？

多くの先進国には、「雇用における年齢差別禁止法」があります。日本でも雇用対策法が改正され、２００７年10月から年齢制限の禁止が義務化されました。

差別とは、特定の人に対して「あなたはこうだから」と決めつけ、自分より低く見なすことです。年齢差別の禁止は、すべてにおいて適用してほしいと願います。

現在、75歳以上の高齢ドライバーが運転免許を更新するとき、認知機能検査が義務づけられています。これも差別の一つといえます。「高齢者は認知機能が衰えている」＝「運転は危ない、事故を起こす」と決めつけているのです。

では、本当に高齢者の運転は危険なのでしょうか。

多くの人は、高齢者による交通事故が増えていると思っていますが、実は、**高齢者による事故件数は減少傾向**にあります。交通事故に占める高齢者の割合が増えているのは、日本の高齢化にともなって、高齢者の総人口が増えているためです。このことは、内閣府が発表している「高齢運転者の交通事故の状況」にもしっかりと示されています。

それなのになぜ、高齢者が起こす事故がたびたび報道されるのでしょうか。

これはニュースの特性によるもの。「犬が人間を噛んでもニュースにならないが、人間が犬を噛めばニュースになる」とよく言われます。めずらしいこと、あるいは話題性があることほど、ニュースになるのです。反対に、頻繁に起こること、話題性に乏しいことはニュースになりません。いってみれば、マスコミにとって高齢者の事故は、人の関心を集めやすい。だから、ニュースになりやすいのです。

日本では現在、交通事故によって１日に約７・１５人（令和４年）が亡くなっています。つまり、高齢者以外の死亡事故も日々起こっています。もしも、高齢者が悲惨な交通事故を起こしやすいというならば、どの年齢の人がどんな死亡事故を起こしたのか、他の事故もすべて同様に報道すべきでしょう。それが平等というものです。

先に若者に免許の自主返納を求めよ

くり返しますが、高齢者だからという理由だけで、免許を自主返納する必要はありません。80代だろうと90代だろうと同じです。自ら「潮時だな」と感じたら、運転をやめればよいだけです。

ところが、「免許の定年制」を訴える人がいます。そうした人は、悲惨な事故だけを見て、「過度の一般化」を行う認知的成熟度が低い人です。そんな人が偉そうにものを言う社会のほうを、「なんとかしなければ」と真剣に考えましょう。

家族から「そろそろ免許を返納したら」と言われることもあるでしょう。これには困ってしまいますよね。そんなときには、この数字を見せてあげてください。

警察庁の統計によれば、２０２０年に起こった交通事故のうち、75歳以上の高齢者を第一当事者（加害者）とする事故の件数は２万５８１２件。75歳以上で原付以上の運転免許を保有している人の数は、２０２０年末の時点で５９０万４６８６人ですから、**75歳以上のドライバーが1年間に交通事故を起こす確率は、単純計算で約0・4パーセント**となります。

同様に計算をすると、30代、40代、50代、60代のドライバーが事故を起こす確率は、いずれも約０・３パーセント。つまり、75歳以上になると、事故を起こす確率は０・１パーセントだけ高くなります。

むしろ突出して高いのは、16～24歳の若年層。その確率は約０・７パーセントにもなるのです。

社会から交通事故を引き算したいと考えるならば、まずは若年層の免許の自主返納を求めるべきではないですか。高齢者の倍近い確率で事故を起こしているわけですから、免許取得年齢を25歳に引き上げれば、事故も大幅に減らせます。しかし、そんなことを提案しようものなら、年齢差別だと大騒ぎになるでしょう。それなのに、高齢者にだけ免許返納を求める。こんなこと、あってよいはずがないのです。

免許返納で要介護になるリスクは2倍以上

それでも、「事故を起こしたくないから、免許を返納しよう」と自ら決意した人は、返納するとよいと思います。「事故を起こしたくない」と不安に思う気持ちは、ストレスになります。このストレスが心から消えるだけで、スッキリとした気持ちになることでしょう。

ただし、その場合、今以上に積極的に外出することが大事です。

筑波大学などの研究チームによる調査結果では、**65歳以上で運転をやめた人が6年後に要介護になるリスクは、2倍以上にもなる**と報告されています。

海外の研究でも、高齢者が車の運転をやめると、うつ状態になるリスクが約2倍になり、社会参加も減るなどの悪影響があるとわかっています。

交通の便がよい都会に住んでいるならば、自動車の運転をやめても、自らその気になれば、いろいろな場所へ出かけていく機会を持てるでしょう。

しかし、地方に住んでいる人が運転免許を返納してしまうと、外出の機会が激減します。車が「生活の足」になっていたのに、それを失ってしまうことになる。すると、どうなるか。車を運転できれば気軽に外出できるはずが、免許がなければ出かけられなくなります。外出のたびに、人に頼まなければならないのです。自由気ままに外出できないストレスは、心身に大変な負担を与えます。

最近は、地方にもショッピングモールや大型スーパーが多く進出しています。車で出かけたとしても、施設内ではたくさん歩くので、高齢者にはよい運動になります。また、お店の人と話したり、外出先でおいしいランチをいただくことは、脳の刺激になります。**免許を返納するということは、日常の喜びや楽しみを引き算すること。**それによって、運動機能も脳機能も簡単に衰えていくのです。

自ら免許の返納を考えている人、あるいは高齢の親にそれを促している人は、この事実を熟慮する必要があると考えます。

なぜ、ブレーキとアクセルを踏み間違える？

高齢者の免許返納の機運が一気に高まった背景には、２０１９年4月、東京の池袋で、暴走した車が31歳の母親と3歳の娘さんをはね、死亡させたという痛ましい事故があります。車を運転していた男性は当時87歳。ドライバーが高齢者だとわかると、メディアは高齢が最大の原因であるかのように連日くり返し報道しました。

高齢者の事故では「ブレーキとアクセルを踏み間違えた」という原因がよく報道されます。そのとき、視聴者はこう思います。

「認知症になっていて、わけがわからなくなっていたのだろう」

しかし、高齢者専門の精神科医の視点から解説すると、認知症が原因でブレーキとアクセルを踏み間違えることは、ほぼありません。中等度の認知症患者でも、スプーンと箸の区別はできる。半面、危険を回避しようという意識は、認知症発症以降もしばらく残ります。つまり、ブレーキとアクセスの区別がつかなくなった時点で認知症はかなり進行し、そのときには運転から自ら遠ざかっているはずです。

では、踏み間違いの原因は何か。一つ考えられるのは、うっかりしたり、慌てたりしたことです。ただ、これは若い人にも多い事故です。年齢は関係ありません。

私が、高齢者の事故原因でもっとも多いだろうと考えているのは、実は薬害です。池袋の事故は、報道された内容から推察するに、薬害だったのではないかと思うのです。

事故を起こした男性は、ふだんから暴走していたわけではない。また、認知機能テストもクリアしていました。しかし、あの日は2つも信号無視をして、そのまま突っ込んでいる。**事故の映像を見て感じたのは、運転中、この男性に意識障害が生じたのではないか、ということです。**

ではなぜ、意識障害が起こったのか。年齢や健康状態を考えても、日常的に服用していた薬が原因になったことが推測できるのです。

その事故、薬のせいかもしれません

血圧、血糖値、コレステロール値など、薬の力を使って数値を下げる。これはなんのために行われる治療か、考えたことがありますか。詳しくは第2章でお話ししますが、将来起こるかもしれない、心筋梗塞や脳卒中のリスクを減らすためです。

その薬のせいで、体がだるく、頭がボーッとすることはよくあることです。

精神安定剤の服用にも注意が必要です。たとえ車に乗る直前は飲んでいなかったとしても、前日の薬の作用が翌日まで続くことが、高齢者にはたびたび見られます。

その状態で車を運転したらどうなるか。答えは明らかです。くり返しになりますが、高齢者の事故は、ほとんどのケースにおいて薬害であると、私は見ています。

たとえば、「せん妄」という症状をご存じでしょうか。重症になると、「ここに虫がいる」と実際に存在しないものが見えたり、妄想をして大声で騒いだりといったことが起こります。日中に半分眠っているような寝とぼけた状態もよく現れます。

ある統計では、入院患者の３人に１人がせん妄を起こしているとされます。これは、自宅暮らしの高齢者にもたびたび見られます。多いのが発熱時、あるいは風邪薬や胃薬を飲んだときなどです。前の晩の睡眠薬が起因していることもあります。

高齢者が起こす事故の約４割は自損事故です。その背景にせん妄があるとしたら、自分が死んでしまうほど、電柱や物などに激しく衝突する理由も納得できるのです。

実際、高齢者の多くが、ふだんから暴走しているわけではありません。むしろ、後続車がイライラするほど、のろのろと安全運転です。それなのに、事故を起こすときにはブレーキをかけずに猛スピードで突進している。このとき、**薬害のために意識障害を起こしている可能性があります。**気づいたら暴走していて、慌ててブレーキを踏んだつもりがアクセルだった、ということもあるでしょう。

そうだとしたら責めを負うべきは高齢者なのでしょうか。むしろ、彼らは薬害の被害者かもしれないのです。

テレビとは距離を置こう

日本社会にはびこる引き算医療の害と、その見抜き方、そして、ご自身が被害にあわないための考え方についてお話ししてきました。

ただし、これらはほんの一部です。実際には、さまざまな場所で引き算の発想によって物事は進められています。医療がかかわる現場でこれが行われてしまうと、患者さんの人生が変わってしまうことが起こってきます。幸せなはずの晩年がつらく悲しいものになってしまう可能性が高まるのです。

なお、マスコミの責任も大きいと私は考えます。とくにテレビの影響が大きい。

私は、高齢者ほどテレビとは距離を取ったほうがよいと思っています。**テレビのニュース番組やワイドショーは、人が不安になったり、感情的になったりする出来事を中心に扱う**からです。よって、テレビを見るほど、不安が膨らみます。不安の解決策を知りたくて、またテレビを見ます。こうなると、不安のスパイラルから抜け出せなくなります。

コロナ禍におけるテレビの働きがまさにそうでした。連日、視聴者の不安をこれでもかというほどあおり、自粛生活を求め続けたのです。

なお、池袋の交通事故の事例からもわかるように、テレビが扱うのは偏った情報です。たとえば、高齢者の交通事故はセンセーショナルに取り上げる一方で、１日に約７・１５人が死亡する交通事故については、ほとんど報道しないのです。

さらに、テレビはスポンサーに忖度するメディアであることを忘れてはいけません。高齢者が交通事故を起こしたとき、「免許の定年制を議論すべき」と口々に言うクセに「薬が原因になっている可能性を議論しよう」と言う人はいません。

もしも、テレビが薬害交通事故について取り上げれば、高齢者の交通事故は明らかに減ると予測できます。しかし、それをしない。なぜでしょうか。答えは一つです。製薬会社はテレビ局にとって重要なスポンサーだからです。

ダイエットは現代の「纏足」

テレビ番組は、ダイエット情報をたびたび流します。

それを見て、実際にダイエットに精を出したことのある人は多いと思います。

しかし、60歳を過ぎたら、体重をがんばって減らそうとしないことです。

世界中のありとあらゆるデータにおいて、「やや肥満の人がいちばん長生きする」という結果が出ています。高齢期に入ったら、メタボの心配をするより、食べたいものをきちんと食べ、小太りでいるくらいのほうが健康でいられます。

ところが、世の中は、常にダイエットブームです。一つのダイエットが流行したかと思ったら、すぐに違う方法が湧いて出てくる。そうやって新しいダイエットを次々に紹介すると、テレビなら視聴率が取れるし、本や雑誌なら売れるからです。

それほど、「細い＝スタイルがいい＝美しい・カッコいい＝健康的＝人気者」という構図はわかりやすく、見る人に憧れの感情を抱かせることができるのです。

そんな構図を具現化している一例が、女性アナウンサーではないかと私は思っています。女性アナウンサーは、フリーランスの方を除き、テレビ局の社員です。ダイバーシティ（多様性）の重要性が問われている現代、一般企業の入社試験で、就職活動中の学生の顔やスタイルに点数などをつけたとしたら、大変な社会問題になります。ところが、テレビ局だけは暗黙の了解で許されている。だからこそ、女性アナウンサーはみな細いのです。もし、外見に条件をつけていないというならば、さまざまな体型の人がいるはずです。

もちろん、体質的に太れない人もいますし、「がんばって太りなさい」と言っているわけでもない。ただ、**「やせているほうが美しいし、健康的」という色眼鏡をそろそろ外してはどうか**、と思いませんか。

はっきり言って、ダイエットは現代の「纏足《てんそく》」である、というのが私の意見です。

纏足とは、ご存じのとおり、昔の中国で女性の足が大きくならないよう、幼児期から布をかたく巻きつけて成長を抑えたことをいいます。

纏足が広がった理由はいろいろあるようですが、男性が女性を支配下に置くため、また、小さな足でよちよちと歩く女性に、男性が性的欲望を抱いたため、ともいわれています。しかし、纏足をさせられた女性たちの苦痛は、大変なものでした。

ダイエットもこれと近いものがあるでしょう。

一方、小説家の林真理子さんにしろ、ドイツの前首相のアンゲラ・メルケルさんにしろ、頭がよく、男性に媚びない女性は、みんな栄養状態がよさそうです。逆に考えると、女性の脳があまりに働くと男性が困るから〝やせ願望〟を広めている可能性もあるのです。

栄養が十分に体内を巡っている状態であってこそ、私たちのポテンシャルは確実に上がります。脳が十分なエネルギーを得られるからです。60歳を過ぎ、老化の壁を乗り越えていくには、「今日も幸せ」と感じられる活力が大事。おいしいと感じるものを喜んで食べる足し算医療で、心と体を豊かに育んでいきましょう。

第2章

「足し算医療」で老化の壁を乗り越える

さあ、足し算医療を始めよう

60歳を過ぎた人が、元気に生きていくうえで必要なのは「足し算医療」です。

では、足し算医療とはどんなことを言うのか。左ページの図を見てください。

グラフは、加齢とともに健康状態がどう変化していくかを表したものです。

60歳を過ぎると、健康状態はゆるやかに下降線をたどっていきます。そうしたなかで、健康を害することがあると、状況は一気に悪化します。

日本には国民皆保険制度があり、すべての人は医療を平等に受けることができる、とされています。その医療は、病気によって落ちた部分を原状まで戻そうとする治療。つまり、保険診療は、**「病気を治すための医療」であって「元気になるための医療」ではありません**。

60歳を過ぎたら、このことを理解して、医療とつきあう必要があります。

足し算医療の考え方

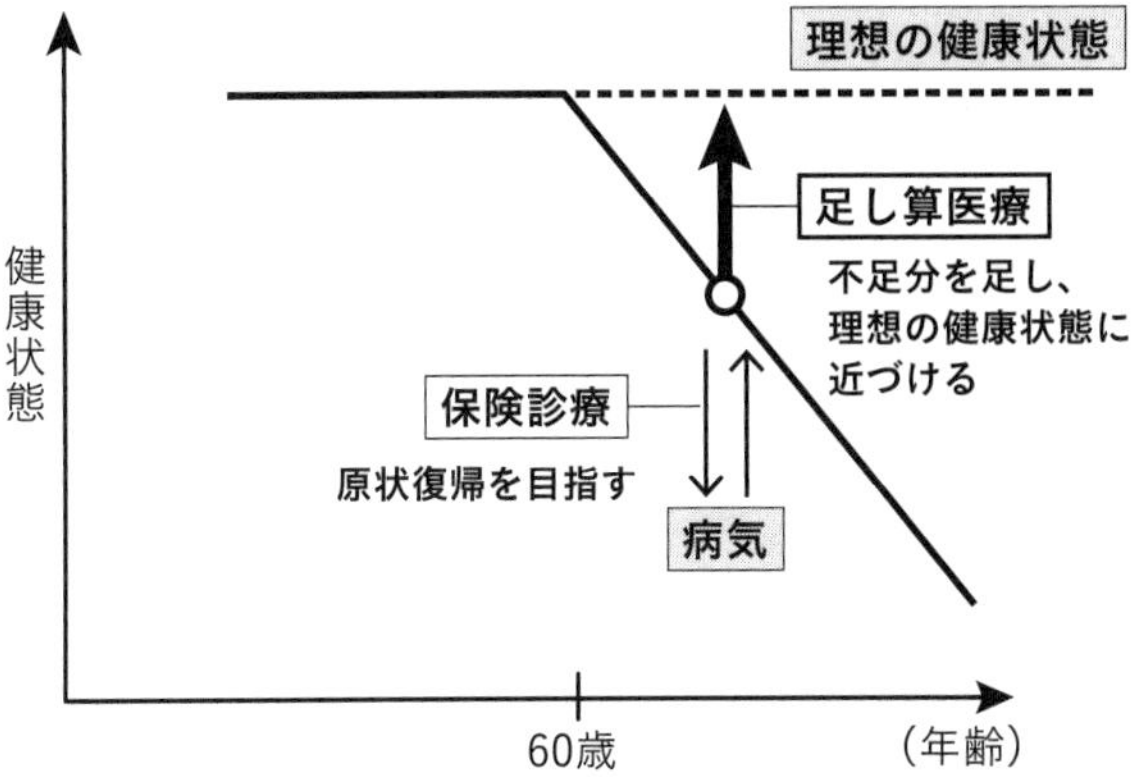

私が提唱する「足し算医療」とは、病気を治すための医療ではありません。元気になるための医療です。元気にイキイキと暮らすために、不足しているものを生活にどんどんプラスしていく。それによって、現状の健康状態を引き上げていきます。

よって、足し算医療では、みなさんが悩まれている高血圧や高血糖を「治す」ことを目的としません。活動レベルを高く保ち、自分を老け込ませない。今日という一日を元気に楽しく幸せに生きていくための医療が、足し算医療です。

ポイントは「足りないものを足す」

足し算医療の考え方は簡単です。ポイントは足りないものを足す。これだけです。60歳を過ぎたら、「足りていないな」と感じるものは、どんどん足しましょう。しっかり食べて栄養を足す。不足しがちな運動を足す。枯渇している性ホルモンを足す。娯楽を足す。誰にはばかることなく、どんどん足していくことです。

心と体が元気になることを足す。それによって若々しさと活力が生み出されます。反対に無理な節制をすれば、不足分がますます足りなくなり、活力が奪われます。

しかし、そんな足し算医療はかえって体に悪いのではないかと心配になる人もいるでしょう。これまで６０００人以上の高齢者を診察してきて、私は確証を持ったことがあります。それが次の２つです。

①歳を取ったら、「余る害」より「足りない害」のほうが大きい
②余っているほうが、足りないよりずっといい

いったいどういうことか、コレステロール値を例に説明してみましょう。コレステロールは動脈硬化を引き起こすことから、一般的な医者は余る害を問題視します。

しかし実のところ、60歳を過ぎたらコレステロール値は少々高いほうが、健康的に暮らせるのです。コレステロールは細胞膜やホルモンの材料になるからです。

人の体の細胞は、古いものから新しいものへと絶えず入れ替わっています。この新陳代謝は、死ぬまで続きます。コレステロールが十分にあれば丈夫で若々しい細胞膜をつくり続けられますが、不足すればできません。元気の源である男性ホルモンや女性ホルモンなどの分泌にも、材料となるコレステロールが不可欠です。

つまり、**コレステロールとは、私たちが若々しく生きるうえで大切な脂質**。枯らすくらいならば、余っているほうがずっとよいのです。

70代後半になれば、みんな動脈硬化

「コレステロール値が高くなり過ぎて、動脈硬化になったら困る」

そう思う人もいるでしょう。

では、動脈硬化になると何が困るのか、ご存じですか。

動脈硬化とは、血管が硬くなって弾力性が失われていく状態のこと。血管の壁が厚くなり過ぎたり、血栓（血の塊）が発生したりして血管を詰まらせることもあります。それが脳で起これば脳梗塞、心臓で起こると心筋梗塞となります。

そのため、動脈硬化は突然死や不自由な体になる「前段階」ともいわれます。

ただし、動脈硬化があるからといって、すぐさま脳梗塞や心筋梗塞が起こるわけではありません。

動脈硬化とは突然現れる病気ではなく、徐々に進んでいくものです。10年20年かけて進行していった結果、脳梗塞や心筋梗塞が起こってくるのです。

つまり、**「コレステロール値を下げる」という引き算医療は、今日の自分ためではなく、10年後20年後という未来の病を回避するための医療**です。

しかし、どんなに引き算医療をがんばっても、動脈硬化をゼロにはできません。

私が長年勤めていた浴風会病院という高齢者専門病院では、年間１００人程度のご遺体を解剖していました。その結果をつぶさに見てきて、私は、高齢者の体や健康についての実態を理解しました。

その一つが、70代後半以降で動脈硬化のない人は１人もいない、という事実です。

言いかえれば、薬を飲んでいようと、食べたいものを日々がまんしていようと、70代後半以降になったら、みんな動脈硬化になる。

それはすなわち、脳梗塞や心筋梗塞になるリスクは、すべての人にあるということです。

60代以降の高血圧は当たり前

若い頃の血管は、血管壁が薄くて柔軟性にも富んでいます。いわば、血管もピチピチしています。しかし、加齢とともにピチピチさは失われ、血管壁が厚く、硬くなっていきます。この状態が動脈硬化です。

では、考えてみましょう。血管のもっとも重要な働きは何でしょうか。

血液を全身に巡らせることです。若い頃のピチピチした血管と違って、動脈硬化のある厚い血管では、血圧を高めなければ、必要な酸素やブドウ糖・コレステロールなどの栄養素を全身に届けられなくなります。

脳にとってそれは大問題。脳がエネルギー不足になれば、頭がぼんやりして、気力が失われます。「今日も一日、がんばろう」という意欲も持てなくなります。そこで脳は、血圧を高めることで酸素やブドウ糖・コレステロールなどの栄養素が全身を巡るようにしている、と考えられるのです。

ところが、現代医療では、高血圧、高血糖、高コレステロールを３大悪と敵視する。これは、どうしてなのでしょうか。多くの医師は、「動脈硬化を起こすから」と言いますが、動脈硬化のいちばんの促進因子は加齢です。

私は、「成人病」から「生活習慣病」と言いかえられたことが大きいと考えています。高血圧や糖尿病は、成人になれば誰もが起こる病気ではなく、日々の摂生によって予防できるということで、故・日野原重明先生（聖路加国際病院名誉院長）が「生活習慣病」と言いかえられました。

確かに、それによって生活改善の重要性は周知されました。ところが、おそらく日野原先生も予期していなかったことが、今起こっているのだと思います。**高血圧、高血糖、高コレステロールになることは、高齢の体に必要な自然現象**という部分もあるのに、すべてを「悪」とし、引き算させようとする医師があふれてしまった。それによって、今日を元気に過ごす活力を奪われた高齢者が増えているのです。

10年後の自分と今の自分、どちらが大事？

高血圧の人は、医者に勧められて降圧剤を飲みます。すると、血圧は下がります。それによって、頭痛やめまい、肩こりなどの症状が改善するのならば、よい薬の使い方だと思います。ただし、高血圧の場合、よほど高い数値でなければ、そうした自覚症状は現れません。

一方、降圧剤を飲むことで、頭がぼんやりしたり、フラフラしたり、気力が失われてしまうことがあります。この副作用は多くのケースで見られます。

その場合、降圧剤は自分にとって本当に必要か、一度きちんと考えるとよいと思います。というのも、**降圧剤を服用したことによってむしろ低血圧になってしまうことがある**ためです。

もともとの低血圧症の人は、毎日大変でつらい思いをしながら過ごしています。

朝はなかなか起き上がれず、起床後も午前中は体がだるく、動くのが億劫などの症状に悩まされています。

すでに動脈硬化がある高齢者が、降圧剤で基準値まで血圧を下げるということは、その状態を人工的につくり出しているようなもの。血圧を下げれば、血の巡りが悪くなります。当然、脳にも必要な酸素や栄養素が届かなくなるでしょう。結果、頭がぼんやりする、だるい、足がヨロヨロするなどの不調が現れるのです。

高血圧という症状に対して、引き算医療を行えば、10年後20年後のリスクは軽減できるかもしれません。ですが、倦怠感を覚えながら今をずっと生きることになる。

反対に、今日の活力のために足し算医療をすれば、今を元気に過ごせるが、10年後20年後に突然死するリスクは高まるかもしれない。

ただし、当たり前のことを言いますが、今日元気でない人が10年後も元気でいられる保証が、どこにあるのでしょうか。

人間、今日のことはわかっても、10年後の自分をわかる人など誰もいないのです。

血圧を下げ過ぎると脳梗塞が起こりやすい

日本人はどうしてこんなにも血圧に神経質なのでしょうか。

かつて、日本人の死因のトップは結核でした。それが1950年頃に脳卒中に変わります。1981年にがんが死因トップになるまでこの状態が続きました。そのときに起こった社会不安が今に続いているのだと考えられます。

当時、確かに脳出血の最大のリスクファクターは、高血圧でした。

血圧が160～170mmHg程度でも血管が破れる人が多かったのです。

そこで、「高血圧は危険」と声高に叫ばれ、血圧を下げる運動が各地で展開されました。薬も多く処方されました。ところが当時、薬は高血圧にはあまり効かないのに、うつ病を起こす副作用があり、自殺者が増えたという歴史もあります。

そうした当時の記憶が、今の高齢世代には強く残っているのでしょう。

しかし、現在は当時と状況がまるで異なります。

現在、日本人の死因の1位はがん、2位は心臓病、3位は老衰、そして脳卒中は4位です。なお脳卒中とは、脳出血と脳梗塞、くも膜下出血の総称。ちなみに現在、脳卒中の中でもっとも多いのは、脳梗塞で、脳出血、くも膜下出血と続きます。

では、脳出血で亡くなる人は、現在どのくらいいるのでしょう。がん死が約38万人に対し、脳出血死は約3万人。脳出血で亡くなる人はそう多くないのです。

なぜ、脳出血で亡くなる人は減ったのか。最大の理由は、栄養状態の改善です。**タンパク質の摂取量が増えて、血管が丈夫になった**のです。そのため、動脈瘤がない限り、200mmHgを超えても簡単には破れなくなっています。

血圧を下げ過ぎることのほうが問題です。動脈硬化のある血管では、血栓ができやすくなっています。血圧が高ければ、少々の血栓ならば押し出すことができますが、血圧が低いとそれができなくなる可能性があります。つまり、薬で血圧を下げ過ぎてしまうと、かえって脳梗塞や心筋梗塞が起きる危険性が高まるのです。

薬を飲まなくても、9割は脳卒中にならない

高血圧を改善することが、寿命をのばすことに本当に役立つのか。

実際のところは、誰にもわかりません。くり返しますが、血圧の薬を飲んだら長生きできるというデータが、日本にはないからです。日本の保険会社がそのデータを求めないことも大きいのでしょう。

アメリカでは大規模調査が行われ、エビデンスがきちんとある薬でなければ、保険会社がお金を出しません。よって、数万人単位の比較調査が行われます。

たとえば、アメリカには、70代の高血圧の高齢者が血圧の薬を飲んだ場合と、飲まない場合、脳卒中になる可能性の違いを比較した有名な研究論文があります。

これによると、血圧の薬を飲まなかった場合、5年後に脳卒中になる確率は10パーセントでした。では、飲んでいた人はどうだったでしょうか。6パーセントの確

率でした。こうした結果に基づいて、アメリカでは「それならば、確かに薬を飲んだほうがよいね」という結論が出されます。

裏を返せば、薬を飲まなくても、9割の人は脳卒中になっていない。これが現実です。ところが日本の医者は、そうしたエビデンスを示すことなく「脳卒中が起こると大変だから、降圧剤を飲みましょう」と、高血圧の人に勧める。まるで親切な顔で近づいてくる「リフォーム詐欺」のようだと思うのは、私だけでしょうか。「リフォームしないと、この家は崩れますよ」と言うものの、実際は大した問題がない。リフォーム詐欺には警戒するというのに、医者が「危ない」と言うと素直に従う不思議さが日本人にはあります。

そもそも、**薬を飲んだ人と飲まなかった人では、脳卒中になる可能性はわずか4パーセントの差**。それでも医者は「命を守るためには治療が必要」というのです。

そして厄介なのは、これはアメリカ人の調査であり、日本人のものではないこと。日本人とアメリカ人は体質が違う以上、正しい判断材料にはならないのです。

「数値」ではなく、「体の声」を聞こう

高齢者にとって、もっとも健康寿命を縮める考え方は、「医者の言うことを聞いていれば安心」というものです。

医者の多くは、患者さん自身の心身ではなく、「数字」を見ています。

そうでなければ、日々を元気に過ごせている高血圧の患者さんに対してまで「数値が高いので、降圧剤を飲んだほうがよいでしょう」と言うでしょうか。

ましてや、「頭がぼんやりする」「足もとがヨロヨロして転びやすくなった」と訴える患者さんに、「年齢のせいでしょう」と答えるのだとしたら、そんな医者は疑ったほうがいい。薬の副作用の可能性を考えもせず、老化のせいにしているとは、不勉強が過ぎます。

だからこそ、患者さん自身がかしこくなって、どんな医療を選ぶかを自己決定す

ることが重要なのです。**「医者の言葉を鵜呑みにしない」「数値より自分の体の声を大事する」**という考え方を患者さん自身が持つことで、薬害は避けることができるからです。

なお、60歳を過ぎた人が足し算医療を行っていくにあたり、いちばん大きな壁になるのが、健康診断だと私は考えています。

健康診断を受ければ、加齢とともに異常値が現れる項目が増えます。

若い頃であれば、異常値の原因は不摂生な生活にあるのかもしれません。しかし、60代以降は適応現象の部分が大きくなります。適応現象とは、環境の変化に生体が順応すること。加齢とともに動脈硬化が進むために、血圧、血糖値が上がっていくことも適応現象です。

ところが、**健康診断の結果、異常値が見られると、60代以降の人に対しても、若い世代と同様の引き算医療が勧められます。**それが適応現象であるかもしれないのに、治療の対象にされてしまい、薬を処方されることになるのです。

引き算医療をやめたら、老衰が増えた

「高齢者に引き算医療は必要ないのではないか」と考えさせられる事例は、いくつも報告されています。その一例が北海道の夕張市のケースです。

夕張市は「高齢化率北海道一」の町。住民の半数以上が高齢者です。2007年、夕張市は財政破綻し、唯一の市立総合病院が閉鎖しました。総合病院は小さな診療所となり、171床あったベッド数は19床にまで減りました。専門医もいなくなりました。

高齢化率北海道一の夕張市の人たちにとって、頼りにしてきた病院がなくなることは、どれほど心細かったかと思います。

ところが、フタを開けてみると、驚くべきことが起こりました。

19床に減ったベッドは、常に満床になるかと思いきや、空きが出るほど入院患者

が減ったのです。しかも、高齢者の１人当たりの医療費も減りました。医者にかからなくなり、薬を飲む量が減ったからでしょう。

何よりお伝えしたいのは「**がん、心臓病、肺炎」という3大死因で亡くなる人が減った**ことです。この現象は、「**夕張パラドックス**」と驚きをもって呼ばれています。ただ、３大死因で亡くなる人が減ったものの、全体の死亡人数はほぼ変わっていません。つまり、他の死因が増えたのです。それは、何でしょう。

老衰です。老衰とは、体が少しずつ弱っていく亡くなり方。天寿をまっとうした死に方ともいえます。「あ、まだ寝ているのね」と周りが思っていたら死んでいたという、睡眠の延長のように静かに亡くなっていく死に方です。人の死に方としては、もっとも自然で幸せな亡くなり方といえるのではないでしょうか。

この夕張市の例を参考に医療改革を起こせば、日本の高齢者はもっともっと元気になっていくはずなのです。

60歳を過ぎたら健康診断はいらない

「健康長寿には、健康診断が必要」とする考え方は、日本もそろそろ卒業してもよいのではないか、というのが私の考えです。

日本社会は、健康診断に信頼を置き、生活の一部に組み込んできました。こうした習慣は、欧米では見られないものです。健康診断が健康長寿にたいした影響を与えないことが調査のすえ、報告されているからです。このことは、日本でもすでにわかっていることです。それは、男女の平均寿命を比較してみても明らかです。

健康診断が会社の年中行事の一つに加えられるようになったのは、1970年代。現在の80代が働き盛りだった頃です。

当時は、「男が社会で働き、女は家庭を守る」という役割分担がある程度できていました。よって、ほとんどの男性は毎年健診を受けていて、女性は受けていない。

男性は異常値があれば引き算医療を受け、女性は多少体調が悪い程度では病院に行かなかったはずです。その当時、１９７０年の平均寿命を見ると、男性は69・31歳、女性は74・66歳。約５・35歳差です。

では今はどうでしょうか。男性81・64歳、女性87・74歳（２０２０年調べ）。男女の平均寿命の差は６・１歳差。女性のほうが現在も長生きです。

もちろん、女性のほうが長生きしやすい体質をしている、ということはあるでしょう。しかし、健康診断が本当に健康長寿に役立つものであるならば、男女の寿命は逆転してよいはずです。それなのに、男女の差は開いている。そう考えると、日本人の平均寿命がのびた一因に、健康診断があるとは、考えにくいのです。

健康診断に本当に効果があるのならば、毎年健康診断を受けてきた男性の寿命が女性を上回ってしかるべきです。

しかも、健康診断の先にあるのは引き算医療。足し算医療が健康維持に重要になってくる60歳を過ぎてまで、律儀に受け続ける意味はないと私は考えます。

「がんの早期発見」はしないほうがよい

70代、そして75歳を過ぎたら、がんを早期発見したいがためのがん検診ももう受けなくてよいのではないでしょうか。

一般に、がんは早期発見・早期治療が必要とされています。がんがまだ小さなうちに見つかれば、手術で切り取れるからです。

しかし、私が見てきた限り、高齢者の場合、早期がんであったとしても、それを切り取る手術をすると、手術そのものの負担で体力が大幅に落ちます。

臓器の一部を切り取るわけですから、機能障害も生じます。たとえば、前立腺がんであれば排尿障害が生じますし、直腸がんであれば、多くの場合において人工肛門になります。胃がんも、早期発見ならば治る可能性が高いといっても、がんの発症部位によっては全摘まで選択されます。

早期がんであっても、こうしたことが起こってきます。

そのうえ、抗がん治療を受けることになれば、副作用で体は大きくダメージを負うでしょう。そうなると、体力や気力が奪われ、免疫力も低下します。

実際、がんそのものよりも、抗がん剤の害で死期を早めてしまう人は、決して少なくありません。このことは、抗がん剤を扱う医者であれば、誰もが実感しているところのはずです。

世間では、早期発見・早期治療ができれば、「がんは治る」といって、検査の重要性が訴えられています。ですが、**高齢期に入ったら、下手に早期発見したがために、寿命を縮めてしまうことがある**、というわけです。

では、足し算医療では、がんとどのように向きあっていくのでしょうか。

幸いにも高齢者のがんは、一般的に若い頃よりがんの進行が遅いので、がんになっても結果的に長生きできることが珍しくありません。その進行をさらにゆっくりさせるため、免疫力を向上させることを生活にどんどん足していくとよいのです。

がん予防に「がまん」は禁物

日本という国の医療が心底おかしいと思うのは、「がんになりやすい生活」を医者が熱心に勧めていることです。

前述のように、日本人の死因のトップはがん。心筋梗塞や脳卒中よりがんで亡くなる人のほうが、はるかに多いのです。ところが、高血圧、高血糖、高コレステロールばかり目の敵にしている。このために行う引き算医療は、患者さんの心身にストレスを与えやすい。**ストレスは、がん発症の最悪のリスクファクター**です。

たとえば、異常値を正常値に戻すために薬を飲めば、体がだるくなったり、頭がボーッとしたりすることが起こりやすくなります。これに日々耐えながら過ごすのは、大変なストレスです。他にも、塩分を控えるために、おいしい食事をあきらめる。食べたいのに甘いものを控える。お酒をがまんする。こうした日常の「喜び」をがまんする生活はストレスを増大させ、がん発症の温床になりかねないのです。

なぜ、そう言えるのでしょうか。ストレスは、免疫細胞の活性を落とすからです。

人の体では毎日数千個から数万個ものでき損ないの細胞が発生しています。現在、日本人の２人に１人はがんになると推計されていますが、**がんになる人とならない人がいるのは、免疫がそれらを排除できるかどうか、つまり、免疫力の違い**です。

とくに重要となるのが、ＮＫ（ナチュラルキラー）細胞。日々発生するがん細胞などの異物を見つけしだい叩き殺すのが、ＮＫ細胞の役割です。

しかし、その働きは、ストレスによって著しく低下します。免疫の目をくぐり抜けたがん細胞は、時間をかけてゆっくりと成長していきます。免疫力が落ちた状態では、がんの成長を止めることはできないのです。

日本は、がんでもっとも人が死ぬ国です。がんを防ぐために必要なのは、がまんを強いるような引き算医療ではありません。ストレスを軽減して、今を楽しんで生きていく足し算医療こそががん予防になるのです。

歳を取るとともにがんと共存しやすくなる

では、がんを防ぐために、どのような足し算医療が効果的でしょうか。

まず足し算したいのは、「がんになったらなったで、がんとともに生きる」と、受け入れる心の準備です。病気にならないようどんなに気をつけていても、人間は病気になります。歳を取ればなおのことそうです。

実際、私のいた浴風会病院での解剖結果では、85歳以上でがんのない人はいませんでした。つまり、幸いにもがんが見つからなかったために、寿命を縮めるような治療を受けずにすんだのです。そうして、がんとともに生きながらも、老衰や肺炎など別の死因で亡くなっていった。このような高齢者が多いということです。

多くの人は「がんは苦しいもの」と思い込んでいます。しかし、がんは治療するから苦しい病気になる。若い世代ならば、手術や抗がん剤治療を耐え抜く体力も気力もあるでしょう。しかし、70代、80代ともなると、体力が落ちている分、**がん治療に耐えるのはまさに命がけ**です。命を守るために命がけの治療を行った挙げ句、寿命を縮めてしまう。これでは、ただ苦しむために晩年を生きることになりかねません。

そもそも私が医者として思うのは、**がんになって亡くなるのは、わりとよい死に方だということです。治療しなければ死ぬ直前まで普通の暮らしを送れるからです。**

ＱＯＬ（生活の質）を保ったまま、やりたいこと、楽しいことをしながら毎日を過ごせます。おいしいものを食べて栄養状態をよくして、散歩もしてしっかり歩き、趣味に勤しむ。仕事を持つ人はほどほどにがんばり、ときどき旅行や外食をする。そんな幸せな充実した日々を、がんとともに送ることもできるのです。

「知らぬが仏」という言葉がありますね。わざわざがんを探しにいって健康寿命を削るようなことをなぜするのでしょうか。

がんは、知らなければ、ともに生きていきやすい病気なのです。

「好きなこと」を自分から取り上げない

おいしいものを食べ、好きなことをする。そんな生活をしていて、本当に大丈夫なのか、と心配する人は多いと思います。

では、**医者の言うとおりに、おいしいものをがまんしながら生きていれば、本当に健康寿命をのばせるのか**。これも、実際のところはわかりません。

がん予防というと、真っ先に否定されるのが喫煙です。しかし、60代まで吸っていて元気なのだとしたら、たばこに強い遺伝子を持っているのだろうとも考えられます。それならば、無理に禁煙することが本当によいことなのかはわかりません。

私の知人は、82歳でがんを宣告されました。この人は、かなりのヘビースモーカーだったのですが、がんになり、家族にたばこを取り上げられました。

「自分はもう死ぬんだ」と生きる気力を失い、うつにもなっていきました。そんなある日、彼は思ったそうです。

「俺は、たばこのせいでがんになったかもしれない。でも、たばこががんを大きくするなんて証拠はないじゃないか！」

そう開き直り、再び口にしたたばこのなんとおいしかったことか。すると急に元気が湧き、食欲も出て、毎日をニコニコと喫煙しながら過ごせるようになりました。

「どうせ死ぬんだから、残りの人生、好きに生きさせてくれよ」

こう説得したら、家族も許してくれたそうです。しょぼくれて暮らされるより、たばこを吸ってでも元気なほうがありがたいと家族も思ったのでしょう。結局、彼はそれから10年間生きました。死因はくも膜下出血。がんではなかったのです。

こうした事例を医者は「科学的ではない」と認めたがらないでしょう。しかし、現実に起こっていることです。

この人は、大好きなたばこを吸い続けたことで、免疫が向上したのでしょう。それによってがんの進行が遅れ、寿命をのばせたのだと考えられるのです。

「楽しい」「うれしい」「幸せ」を足す

がん予防には禁煙が必要というのが現代の医学常識です。じゃあ、たばこをやめれば、肺がんを防げるのかといえば、そんなこともないのが現実です。

現在、喫煙者は年々減少してきていますが、肺がんになる人は増えています。つまり、肺がんの原因となるのは、喫煙だけではない。よって、たばこを吸わなくても、がんになるリスクはゼロにはならないのです。

喫煙が原因で起こるとされる肺がんは、主に扁平上皮がんです。扁平上皮とは、臓器などの表面を覆っている組織のこと。ちなみに、扁平とは平べったいという意味です。肺の扁平上皮がんは、喫煙の有無で罹患率が10倍も違うとされています。

発がん物質といわれるたばこのタールは、粒子が大きいため、肺の内部までは入っていきません。肺の表面にはりついてがんを発生させます。

一方、近年増えているのが、肺腺がんです。肺がんの６割以上が、このがんです。**肺腺がんの場合、喫煙との因果関係が薄く、非喫煙者も発症しやすいことがわかっています。なお、男性より女性に多くみられます。**

原因ははっきりとわかっていませんが、化学物質などの有害物質を吸い込んでしまうことが一因ではないか、と見られています。たとえば大気汚染がその一つ。車の渋滞で起きるものです。あるいは、工場で働いていたり、あるいはＰＭ２・５などを吸い込むことも考えられます。こうした有害物質は粒子が小さいものが多く、肺の奥まで入り込みやすいのです。

禁煙は自分の努力しだいで可能ですが、大気汚染はどうしようもありません。それならば、どうすれば予防できるのかと考えることが大事です。その答えは一つ。自身の免疫力を高める生活をし、がん細胞が発生したらＮＫ細胞に叩き殺してもらえる態勢を自らの体内に築いていくことです。

免疫力は、楽しい、うれしい、幸せ、この感情が高まったときに強化されます。

ワクチンは「打てばよい」というものではない

免疫力を向上させることは、ワクチンの効果を高めるうえでも重要です。

とくに高齢の人は新型コロナの危険性を心配して、ワクチンを5回も6回も打っている人が多いでしょう。ただ、その効果を十分に得るには、あらかじめ免疫力を高めておく必要があります。

そもそも、ワクチンとは、どのような機序で効果を発揮するかご存じでしょうか。

人の免疫細胞には、「B細胞」と呼ばれるものがあります。B細胞は、「抗体」をつくり出す働きがあります。抗体とは、その敵と戦うためのいわば専用の武器です。

この抗体をB細胞が生み出していくために必要になるのが、敵の情報です。B細胞はその情報を学習することで、その敵専用の抗体をつくるのです。

それでは、「どうやって敵の情報を得て、B細胞に学習させるか」という話です。

一つには、実際に感染することです。ただし、この場合、感染してから抗体が産生されるまでには、数日の時間が必要です。

その間、体内でウイルスが増え過ぎてしまうと、重症化する危険性が高まります。ときには、死にいたることもあります。

そこで、人類が考案したのがワクチンです。

ワクチンとは、病原体のある種の情報が込められている製剤です。これをあらかじめ注射しておくことでB細胞に学習させ、いざウイルスが侵入してきたときに速やかに抗体をつくり出せるようにします。これがワクチンの役割です。

さて、ここからが重要な話です。B細胞の学習能力を高めるには、B細胞が元気でなければいけません。そのためには、免疫力を活性化しておく必要があるのです。

反対に免疫力が落ちていれば、B細胞の学習効果も低下します。

つまり、**ワクチンはただ打てばよいというものでない。接種する前には、免疫力を高める生活をしておくことが肝要**なのです。

ワクチンの効果を高める7つの方法

60代以降になると、新型コロナに限らず、インフルエンザや肺炎球菌などのワクチンを接種する機会も多くなるでしょう。

そのときには、前もって免疫力を活性化させる生活を送っておくことが肝要です。では、どのような準備が有効と考えられるでしょうか。

①おいしいものをバランスよく、適度に食べる
②ビタミンCとビタミンDを摂取する
③外出をし、適度に運動する
④睡眠をしっかりとる
⑤自分が楽しいと感じることを積極的に行う
⑥好きな人に会いに行き、たくさんおしゃべりをする

⑦好きなお笑いや落語などに親しみ、おおいに笑っておく

こうしたことを生活に足していくと、免疫力は活性化していきます。

なお、ワクチンも薬の一種であり、副反応が生じることがあります（薬の場合は副作用、ワクチンでは副反応と呼ばれます）。

今後心配されるのが、新型コロナワクチンの長期的な副反応です。５年後10年後にどのような副反応が起こってくるのか、正直なところ誰にもわかりません。

しかも、長期的な副反応が現れたとき、国がどこまで保証するかも明らかではありません。接種後まもなく、日常生活を送れなくなるほど健康を崩したり、死亡したりした方々がいました。その方々に対する対応は、決して信頼に足るものではありませんでした。

なるべく副反応がよくわからないワクチンを打たないですむように免疫力を高めておくことが重要です（免疫力の高い人のほうが一般的に副反応が大きい気がします）。

それには①〜⑦のことを日々の生活に足していくことです。

「だいたい」「まあまあ」でよしとする

足し算医療は、脳の働きを活性化させることもできます。

年齢を重ねるごとに、意欲が湧きにくくなってきた、と感じることがないでしょうか。これは、前頭葉の老化が進んできた現れです。

前頭葉は、意欲や創造性をつかさどる部位で、40代、50代から衰え始め、60代からは本格的に老化が進んでいきます。ここが老化すると、新しいことに挑戦する意欲や創造力が失われ、感情の切り替えがうまくいかないことも多くなります。

また、頑固になります。思考の柔軟性が失われるためです。

さらに、「現状維持でいい」「外食は行きつけのお店にしか行かない」「知らないメニューは選ばない」「いったん怒ると、イライラがなかなか収まらない」などということも起こってきます。これも実は、前頭葉が老化してきているサインです。

前頭葉の老化を放置していると、こうした思考の偏りがどんどん強くなります。

この「前頭葉の老化」という難題も足し算医療で解決できます。前頭葉が衰えてくると、物事の決めつけが激しくなり、白か黒か、善か悪かで考えることが増えます。これを「二分割思考」と呼びます。この二分割思考に囚われると、何事も善悪二分論で物事を見て、人と対立しやすくなる半面、老いていく自分を受け入れられず、「ダメな自分になってしまった」と意欲を低下させやすいのです。

いったん老化した前頭葉を復活させることは困難です。しかし、足し算医療で前頭葉の働きを補うことはできます。具体的には、「白と黒の間には、グレーの部分がグラデーションのように限りなく広がっている」という考え方を足すことです。

若い頃の自分と比べたりせず、**今の自分にできることを楽しめればそれで十分。**完璧にできなくても、だいたいできればいい。そうやって、「だいたい」「まあまあ」で十分という思考を足していくと、「次はこんなことをやってみよう」という意欲が自然と湧きやすくなり、物事も柔軟にとらえられるようにもなります。

優れた医療にはお金がかかる

二分割思考は医療の選び方もゆがめてしまいます。

たとえば、保険診療こそ正当な医療で、自由診療は怪しい医療と思い込んでいないでしょうか。これも、二分割思考の表れです。60代以降は二分割思考が健康寿命を縮めることにもなります。

なぜなら、保険診療は、「病気を治す医療」であり引き算医療だからです。病気で悪化した部分を原状に戻すところまでが治療の目的。しかも、場合によっては患者さんの活力を奪いかねないことは、前述したとおりです。

一方、自由診療の多くは、現状からさらに元気になるための医療です。「自分に不足しているな」と感じる部分を足していく医療とも言えるでしょう。

ただし、自由診療は保険が使えませんから、自費になります。また、公的機関の目が届きにくいため、中には科学的根拠のない医療もあります。

　自由診療はいわば玉石混淆。ですが、その中には、ご自身にとって効果的な足し算医療もあるでしょう。それを探し出していくには、自らの目と知識で、「受ける価値がある医療」を選別していくことです。

　そのうえで、**「これを受けたら、自分はもっと元気になる」「若々しくなれる」と感じるものを、試しに受けてみるとよい**、というのが私の考えです。

　ところが、自由診療にお金をかけるのは「もったいない」と言う人が少なからずいます。最近は、豪華な旅行をする、高級レストランに行くなど、楽しみにお金をかける人は多くなってきました。しかし、元気になるための医療には「もったいない」と感じてしまう。日本人は国民皆保険に慣れ切っているからなのでしょう。

　ですが、よい医療にお金がかかるのは当たり前です。多少のお金をかけて足し算医療を行うことで、生きる活力を高め、今の自分をよりよくしていけるならば、それは価値あるお金の使い方ではないでしょうか。

入会金2000万円の病院をつくりたい

自由診療にお金をかけるのはもったいない。こうした考えは、資産家などお金持ちにもあります。日本で有名な大富豪の方々でも、保険診療の病院に通院しているのが当たり前になっています。

ですが、人よりよいものを食べたい、ステキな旅行をしたい、豪華な経験をしたいと思うのと同じように、**よりよい医療を受けたいと願うことは、人として当然の欲求**です。すばらしいことだと私は考えます。

しかも、富裕層が率先して自由診療を受け、その効果を広く伝えていってくれれば、保険診療に縛られた日本の医療界を変えていく力になっていくでしょう。

日本にも富裕層と呼ばれる人たちが一定数います。もし私がその一人になったとしたら、自由診療の会員制の病院をつくります。200億円かけて病院をつくり、日本中の名医を年収5000万円でスカウトする。入会金2000万円の会員組織にして、保険診療では認められていない先進医療も受けられるようにします。

その中には、がんを治したり、血管や血液の状態を改善していったりする治療法も組み込みます。さらに、サプリメントを活用した栄養医学、男性力や女性力を高めるホルモン補充療法、メンタルケアなどの足し算医療も自由に受けられるようにするでしょう。

数兆円という自己資産を持つ富裕層であれば、こうした病院をつくるのは簡単なはずです。貯金をため込んでいる高齢世代にとっても、会員になることは有意義なお金の使い方になるはずです。日本の名医の医術が自由に受けられるとあれば、このくらいの会費を払う人を1000人集めるのは簡単なことだとも思うのです。

ところが、こんな話をすると、「人の命も、結局はお金よね」と言う人がいます。

しかし、今より健康になるための医療は、自由診療がほとんどです。

だからこそ、お金のある人に、効果の高い自由診療を受けてもらって、医療界が無視できないような広がり方をしていけば、いずれその治療法が保険診療に組み込まれる日が来るかもしれません。また、腕が上がり高い年収をもらえるのであれば、医師が勉強するインセンティブにもなります。

ところが、です。日本には、医療に投資する富裕層がなかなか現れません。資産を何兆円も持っていたとしても、日本の医療界を変えようと思ってくれる人が極めて少ない。これは非常に残念なことです。

日本の医療界が「病気を治す医療」にとどまり、自由診療を「エビデンスがない」などの理由で軽く見るのは、教授を頂点とするヒエラルキーにいまだに縛られているからです。だからこそ、まったく新しい観点から大きな風を吹き込んでほしい。それが、引き算医療一辺倒の日本に、足し算医療の重要性を広げる起爆剤にもなるはずです。

第3章

Dr.和田の「足し算医療」のススメ

60代からの人生は楽しんだもの勝ち

60代からの毎日は、人生のご褒美だと私は考えています。

会社のため、家族のためとがんばってきた日々から解放され、好きなように生きられる時期がきたのです。

私もただいま63歳。今日を「人生のご褒美」と思って楽しんでいます。

そんな私の毎日は、患者さんの診療を行い、本を書き、雑誌や新聞の取材を受け、YouTubeにアップする動画を撮影し、時間があれば大好きな映画を観て、頭を下げて映画の準備をするという日々。生涯現役をモットーとして、仕事もすれば、消費活動にも熱心に励んでいます。

それらは自分がやりたいこと。ならば、楽しんだもの勝ちというものでしょう。

ですが、何をするにしても、エネルギーの源になる活力が必要です。やりたいことをするには、「自分ならできる」と思える程度の活力を生み出していくことが大事です。

では、どうやって活力を高めていくとよいのでしょうか。

必要なのは、「足し算医療＆ライフ」です。

そこで本章では、私が実際に行っている「足し算医療＆ライフ」をお話しします。

簡単に言えば、節制はしません。食べたいものを食べます。塩分も糖質も制限しません。毎晩、大好きなワインを飲み、自分を癒やします。

そうしていてこそ、今日を生きるパワーが枯れることなく湧いてきます。

これが今の自分にとっての「正解」です。

みなさんも、ご自身の「正解」をどうぞ見つけてみてください。

その際、私の事例が「**ここまでやりたい放題で人生を楽しんでいる医者がいるなら、自分ももう少し好きに生きよう**」という参考になりましたら幸いです。

血管年齢は90歳ですが、元気です

正直なところを言えば、私の体はまさに病気のデパートのような状態。動脈硬化も進み、血管年齢は90歳ともいわれています。それでも日々、元気でいられるのは、足し算医療のおかげです。

そもそも**動脈硬化の最大の促進要因は、加齢**です。生活要因もいくらか加わってきますが、遅かれ早かれ、生きていれば動脈硬化になります。それならば、無理な節制をして生きる喜びを半減させない、というのが私の人生観です。

こんなことを言うと、「人様の健康を診る立場の医者がなんたることか」と怒りをぶつけてくる医者が、実際にいます。しかし、節制すれば長生きできるというデータはどこにもないのです。そんな不当な怒りに対しては、真っ向から怒りで返せばよいだけです。**怒りはため込まず、その都度出していったほうが長生きできると**

いうデータがあります。怒るべきところでしっかり怒る。これも、自らの健康長寿のため、足し算していきたいことです。

さて、今の私の怒りの源は、「ｍ３」に投稿された以下のコメント。引用します。

「実は彼（筆者注／私のこと）は糖尿病があり、血糖値が６００を超えることもよくあるそう。血圧も常時２００を超えているのに、降圧剤を使うと気分が悪くなるため、放置しているようです。こんな輩が記事を書いているなんて詐欺まがいですよ。こんな彼をホイホイ持ち上げているマスコミの程度はひどいものです。

以前から彼の図書で、血糖値は高くてもよい、コレステロール値は高いほうがよいと、のたまっていたので、どこを根拠にこんな意見を述べているのか不思議でしたが、今回の一件で自分の体のことを述べているとわかりました。このままでいつまで持つやら、いつ脳卒中になってもおかしくありません」

こんな脅かし方で引き算医療を正当化し、患者さんの生きるための活力を奪っていることに無自覚な医者が多い。これが怒らずにいられるでしょうか。

血圧は「体の声」を聞きながらコントロール

前述の私を批判した投稿者は、「高血圧や高血糖を放置している」と書いていました。しかし、朝日新聞に掲載された私のインタビュー記事には、そんなことはどこにも書いてありません。この人に限らず、日本の医者というのは、カッとなると読解力が飛んでしまい、相手を一方的に非難するほど、認知的成熟度が低くなってしまうようです。というのも、「m3」の会員の医師のうち183人が、批判投稿に「賛成」を表明していますす。「反対」だったのはわずか6人です。

私は、高血圧や高血糖を放置などしていません。ただし、数値はあくまでも参考程度。大事にすべきは「体の声」と考えています。

たとえば私の場合、血圧は放っておくと収縮期血圧が200mmHgになります。高いときには、220mmHgになることもあります。通常は140mmHg以上で高血圧と診断されますから、ふつうの医者は危険な状態と診断するでしょう。

ですが、頭痛などの自覚症状はありません。ただ、心筋が肥大していることがわかっています。血圧が高い状態が続くと、心臓に負担がかかり、筋肉が分厚くなる心肥大が起こるのです。こうなると心臓のポンプの働きが落ちるので、少し歩いただけで息苦しくなります。この体の声には真摯に向き合っています。

それがわかった際に、高血圧の治療薬をいろいろと試してみました。結果、血圧を正常とされる140mmHgまで下げると体がだるく、頭がフラフラして仕事にならないことがわかりました。そこで、170mmHgになるよう降圧剤でコントロールしてみたのですが、その10年後に心不全の症状が出て、喘鳴《ぜんめい》や息切れが見られます。医師にかかると利尿剤を処方されました。すると、困った症状は何も出なくなりました。ただし、頻尿という副作用は残っています。

これが私の血圧コントロール法です、薬は使うけれども、心身が最適の状態に保たれるところでコントロールして、活力を最大限にキープしています。

薬は必要なときに必要な分だけ飲む

検査の数値が高いからといって、基準値まで下げる引き算医療に、私は反対です。薬が効き過ぎれば副作用も出てきて、体調が悪い中で過ごさなければならなくなります。１７０ｍｍＨｇはかなり高めの血圧ですが、私の場合、ここでコントロールしていると息も切れず、頭痛もなく、思考力、活力、意欲ともに問題ありません。ちなみに心臓ドックで検査を受けていますが、心肥大は悪くなってはいません。

私は、薬そのものを否定しているのではありません。私自身、血圧をコントロールするために降圧剤も服用しています。

胃腸の具合がよくなければ胃腸薬も飲みますし、頭痛がすれば鎮静剤を飲む。排便の状態がよくなければ整腸剤を、風邪を引けば風邪薬も使います。

体と心が「ＳＯＳ」を送ってくるときに、薬は必要な分だけ飲む。

それを飲むことで、体調が上向くとわかっているときに飲む。

これも足し算医療であり、正しい薬とのつきあい方です。

私も精神科医として患者さんに薬を処方します。ただし、使用するのは、患者さんが今困っていることを改善し、日常生活を問題なく過ごせるようにするための薬です。足し算をするために薬を出し、必要以上に処方はしません。

たとえば、老人性うつには、脳内のセロトニンを増やす薬を処方します。セロトニンとは神経伝達物質の一つで、「幸せホルモン」とも呼ばれています。

なお、うつ病に限らず、**60代以降に現れる不調は、セロトニン不足が関与しているケースが多い**ように感じます。セロトニンが減ると、幸福感を感じにくい、腰痛と頭痛が起こりやすい、意欲が湧かないなどの不調が現れやすいのです。食欲不振や睡眠障害、便秘や下痢、動悸などもセロトニン不足で起こる特徴的な症状。こうしたときにもセロトニンを増やす薬を処方すると、患者さんに改善が見られます。気になる人はかかりつけ医に相談してみるとよいでしょう。

インスリン治療を行わずに血糖値をコントロール

私には、糖尿病もあります。発症したのは、２０１９年の正月、のどが異常に渇くようになりました。10分おきに水を飲まずにはいられず、夜中はトイレに何度も起きるようになったのです。

こうした状態が１カ月も続きました。そこで、勤務先の病院で血糖値を測ってみたところ、６００mg／dLを超えていたのです。食前の値で70～１００mg／dLの範囲が正常ですから、かなり高い状態です。

通常ならインスリン療法を行う血糖値です。しかし、私はこの治療を選択したくなかった。インスリン療法をいったん始めると、食事のたびに行う必要が出てきます。なお、インスリンとはすい臓から分泌され、血糖値を下げる働きのあるホルモン。１型の糖尿病はインスリンが出なくなる病気ですが、私のような中高年発症のものはほとんど2型です。そして、２型糖尿病はおもにインスリンの感受性が悪くなっている状態で、インスリンを使うとどんどんその量が多くなることは少なくありません。

私は、知人の医者に頼んで、「インスリンを使わない治療」を行っている医者を紹介してもらいました。薬をいくつも試しても、血糖値はなかなか下がらない。

薬が効かないならば、どうしたらよいか。歩くことを生活に足し算しました。

というのも当時の私は、移動といえば車かタクシーがほとんど。忙しさを理由に歩かない生活を続けていました。運動をすると、筋肉でのブドウ糖や脂肪の消費量が増えます。とくに、食後の血糖値の上昇が改善されます。そこで１日30〜60分は歩くように決め、習慣にしたのです。さらに血糖値を下げるためには、下半身の筋肉をつけることが効果的です。そこでスクワットも日課にしました。

すると、薬を使わずとも、早朝の血糖値が２００〜３００㎎／dLまで下がるようになりました。**ウォーキングとスクワット。現在のところ、この2つを足し算し、血糖値をコントロールしています。**

血糖値を下げ過ぎると頭がぼんやりする

血液中にブドウ糖が多く流れる高血糖の状態は、血管に負担を与えるとされています。

そのため、糖尿病も、動脈硬化を促進させる原因とされています。また、さまざまな合併症を引き起こすリスクが高まることになっています。ただし、日本人を対象とした大規模比較調査がないので本当のところはわかりません。高血糖の状態が続くと、通常は薬によって血糖値を下げる治療が行われることになります。

私の場合、歩くことを生活に足したことで、早朝の血糖値が200〜300mg／dLまで下がりましたが、まだまだ高い状態です。健康診断でこの数値が出れば、「薬を使いましょう」と言われるところでしょう。

私の場合は、300mg／dLになれば薬を使うようにしています。

血糖値を３００mg／dLまででコントロールしているのは、そのくらいにしておくと低血糖の時間帯がまず生じないと考えているからです。

そもそも、**ブドウ糖は、体を動かすエネルギーの産生に必要な栄養素**です。とくに、脳は大量のブドウ糖を消費します。だからこそ、ブドウ糖が不足すると、頭がぼんやりしてくるのです。

たとえば、「早寝早起き朝ご飯」といわれますが、朝食を抜いて学校へ行く子どもは成績がのびないとよく指摘されます。**ブドウ糖不足が脳の働きを悪くする**ためです。血糖値が低い害というのは、若い脳にも出るのです。働きが滞りやすい60代以降の脳であれば、なおのことブドウ糖が必要です。

しかも、血糖値を下げ過ぎると、免疫力が低下します。免疫細胞の活動にもブドウ糖が使われるからです。免疫力を低下させては、がんや感染症を防げません。医者も患者さんもブドウ糖を敵視しますが、大事な働きをしてくれているのです。

糖質制限をすると転びやすくなる

糖尿病になると、糖質制限を始める人が増えます。糖質を多く含む主食や果物、調味料、お菓子類などを控えることで、血糖値の上昇を抑えていく食餌療法です。

しかし、私は糖質制限をあまりよいこととは考えていません。脳の働きにはブドウ糖が必要であるのに、その摂取を制限すれば、頭がぼんやりしたり、やる気が起こらなかったりするからです。高齢の人であれば、「ちょっとボケてきた？」と言われるような状態も起こってくるでしょう。

ブドウ糖をエネルギー源にしているのは、あらゆる臓器も同じです。皮膚もそうです。糖質制限をすれば血糖値が下がり、痩身効果もあるでしょうが、一方で外見が老けやすくもなります。筋力が落ち、転びやすくもなるでしょう。

最近は、「アンチエイジング」という言葉がずいぶん浸透しました。日本語に直すと「抗老化」となります。

アンチエイジングの本質は、健康で若々しい体をできるだけ長く維持することにあります。「アンチエイジングをすればやせる」と思い込んでいる人がいますが、これは違います。**60代以降の人が糖質制限などのダイエットをすると、栄養不足が起こりやすく、かえって老け込みやすくなります。**

ところが、医者の多くは小太りの人にダイエットを勧めます。これは間違いだと私は考えています。前述したように、**体型的にもっとも長生きするのは小太りの人、**というのが世界のスタンダード。小太りであっても、心も体もシャキッとしているのならば、そのほうがよいのです。

そうでなくても60代以降になると、食欲が落ち、１回の食事で多くを食べられなくなる人が増えます。食欲が落ちている場合は、量は少なくてもよいので、食事の回数を増やしましょう。１日のトータルで必要な栄養が摂れればよい。主食もきちんと食べ、必要ならば補食も摂る。活力を保つため、これも大切な足し算です。

血糖値を下げ過ぎるのは危険

世間一般には、高血糖の害ばかりが広く伝えられています。確かに、重度の糖尿病になれば命にかかわることもないわけではありません。

ただ、高血糖が動脈硬化をすぐに起こすわけではありません。早めに体の声を聞きながらコントロールしていけば、症状の進行を遅らせることもできます。

本当に怖いのは、低血糖のほうです。

低血糖はあっという間に人の命を奪います。脳にブドウ糖が届かなくなり、昏睡《こんすい》やけいれん、脳障害などを起こし、死亡リスクを高めるのです。また、ボケたような状態になったり、失禁したりする場合もあります。

アメリカとカナダで行われた大規模な調査に、厳格に血糖値をコントロールしたグループ（ヘモグロビンA1c　6・0パーセント未満）とゆるやかにコントロールしたグループ（ヘモグロビンA1c　7・0〜7・9パーセント）を比較した研究があります。

その結果によれば、厳格にコントロールしたグループは、ゆるやかにコントロールしたグループより重度の低血糖になりやすく、脳卒中や心疾患で死亡する割合が上がると報告されています。

血糖値を下げる薬を使っている人は、日常的に軽い低血糖を経験している可能性があります。頭がくらくらしたり、体がふらついたり、力が抜けるように感じたり、動悸がしたり。これらは低血糖の症状です。ところが、それらは体調不良や老化現象でもよく見られる症状であるため、「老化のせい」などと間違われやすいのです。

もしも、ご自身に思い当たるふしのある方は、血糖値がある程度上がることを覚悟して、一度薬やインスリンを減らしてみてください。おそらく、体の底から力が湧いてくるような幸福感を得られるでしょう。これも体の声なのです。薬を減らすことで、不快な症状が消えていくのならば、こんなに喜ばしいことはないはずです。

「糖尿病の人は認知症になりやすい」はウソ

もう一つ、血糖値に関してお伝えしておきたいことがあります。

「糖尿病の方はそうでない方と比べると、アルツハイマー型認知症に約1・5倍なりやすく、脳血管性認知症に約2・5倍なりやすいと報告されています」と、糖尿病情報センターのホームページに記載されています。こうした情報に触れると、不安になる気持ちはよくわかります。

ところが、この文言には続きがあります。

「糖尿病治療の副作用で重症な低血糖が起こると、認知症を引き起こすリスクが高くなるといわれています」

驚きではありませんか？　**「高血糖は危険」という言葉を信じ、薬でがんばってコントロールしてきたことが、認知症の発症を促すリスクになる**というのです。

しかも、以下のデータもあります。これも一般に知られていないことです。浴風会病院の板垣晃之医師が、生前に糖尿病だった人とそうでなかった人の脳を、死後に解剖して比較した研究があります。

結果は、糖尿病だった人の脳のアルツハイマー発症率は8・8パーセントでした。これに対して、糖尿病ではなかった人の脳のアルツハイマー発症率は、27・9パーセントだったのです。つまり、**高血糖より、血糖値が低いことのほうが、脳に与える害は大きい**ということになります。よって「糖尿病の人は認知症になりやすい」との健康情報を信じる必要はない、と私は考えます。

ところが一方、福岡県久山町の調査では、糖尿病の人のほうがアルツハイマー型認知症に2倍なりやすいと報告されています。この差はどうしてでしょうか。

実は、久山町では、糖尿病と診断された全例に治療が行われたのに対し、浴風会病院ではよほどの高血糖でなければ治療が行われていませんでした。この事実を知っているため、私はかなりゆるやかに血糖値をコントロールしているのです。

規則正しい食事が老化を止める

フランスの抗加齢医学の権威であるクロード・ショーシャ博士は、ジャッキー・チェンさんや後藤久美子さんなどのセレブを何人もクライアントに抱えている、私の師匠ともいうべき人です。博士によって、私はアンチエイジング、とりわけ食生活に関する広い知見を得ることができました。

ショーシャ博士は、栄養学や分子生物学に基づき、高齢者の食生活に関する理論を構築しています。

その骨子は、**「必要な栄養を摂らないと、老化が進む」**というものです。

ちなみに、博士はアンチエイジングの観点から日本人の食事を「世界一すばらしい」と評価しています。

博士の食理論の一つに「タイムリー・ニュートリション」があります。

肝臓、すい臓、腎臓、胃といった臓器には、１日の中で活動時間と休息時間があり、食事の内容はそのリズムにあわせて最適なものにするとよい、という理論です。反対に、リズムを無視した食生活を続けると、体内の酸化を促し、細胞の炎症を引き起こすことになり、老化が進む、とされています。

つまり、臓器の活動時間帯でないときに食事をすると、大きな負担をかけることになると博士は言います。アンチエイジングには規則正しい食事が重要なのです。

では、食事はどんな時間帯にすることが、もっとも望ましいでしょうか。

臓器の活動時間帯から計算すると、朝食は7〜9時、昼食は12〜14時、夕食は19〜21時がベストです。

この時間帯を守って食事をするだけで、アンチエイジングの実践になるのですから、簡単です。

私はワインを飲む関係で夕食は21時を過ぎることが多いのですが、１日３度の食事を摂るようにしています。

健康によくても、苦手なものは食べない

では、実際にどのような食事が理想的でしょうか。ショーシャ博士の理論に基づいてお話ししてみます。

まず、朝食です。**朝は肝臓の働きが活発になり始め、脂肪を燃焼し、タンパク質を消化する機能が高まる時間帯**です。そのため、1日のエネルギー源になる良質な脂肪とタンパク質を含む食品をとることをお勧めします。

メニューとしては、「焼き魚」「目玉焼きやゆで卵、卵焼きなどの卵料理」「豆腐とワカメ、ネギの入った味噌汁」「ほうれん草のお浸し」そして「茶碗にご飯を軽く1杯」など。ここに梅干しを添えたら完璧です。焼き魚を鶏のささ身などに替えてもよいでしょう。

なお、朝はすい臓の働きが不活発で、インスリンの分泌が十分でないため、甘い

ものはなるべく控えるとよいと思います。コーヒーを飲む習慣のある人は、砂糖を入れず、ブラックがお勧め。また、緑茶も体に有益です。抗酸化作用の強いカテキンという成分が豊富だからです。

朝食に納豆を食べる人も多いと思います。納豆は、タンパク質、食物繊維、ビタミン、ミネラルなどさまざまな栄養素が含まれており、まさに栄養の宝庫です。しかも、発酵食品ですから、腸内環境を整えることにも役立ちます。好きな人にとって、納豆は健康増進に最適な食品です。

ただ、私は納豆が大の苦手。**苦手なものは無理に食べない、というのも、和田流の食事法**です。

食事は楽しいことがいちばん大切。ストレスの害はあなどれません。

どんなに体によいといわれるものも、「苦手」「まずい」と感じるものは無理に食べない。これも、食事をアンチエイジングに活かしていくために、ぜひ足していただきたい考え方です。

ヨーグルトにはミックススパイスを

朝食は一日のスタートを切るうえで、大切な食事です。

ですが、朝から食欲が湧かない、という人は多いと思います。こうしたときにも、無理は禁物。「まったく食べない」というのはよくありませんが、**「食べられるものを少量摂る」**ということで「よし」としましょう。

「絶対にこうしなければいけない」と思い込まないこと。できる範囲で実践していけばよい、と柔軟な思考で物事をとらえていきましょう。

私も、基本的には朝食をきちんと摂りますが、時間がないときや食欲がないときには、軽めにすませています。そういうときに必ず食べているのは、おにぎりとヨーグルト、そして野菜ジュースの3つです。

ヨーグルトには、3つのスパイスをミックスしたものをふりかけます。そのスパイスとは、ターメリック、シナモン、コリアンダーです。

スパイスは、風味を高めて食事をおいしくしてくれるうえ、さまざまな効能があります。世界には100種類以上もあるといわれるスパイスですが、その中からターメリック、シナモン、コリアンダーという3つを選んだのは、いずれも抗酸化作用に優れているうえ、動脈硬化予防にもよいとされているからです。ちなみに、ターメリックは「ウコン」という名前でも知られています。

この3つのスパイスを同量ずつミックスして、1つのビンに入れておき、朝食のときにスプーンで1・5gとって、ヨーグルトにかけて食べているのです。

インドの人に心筋梗塞やがんが少ない理由は、料理で多用するスパイスの抗酸化作用が大きいためとも考えられています。

人生は1回きり。この人生を楽しみつくすため、スパイスでもなんでも試してみて、「おいしい」「続けていたら、調子がいいぞ」と感じるものは積極的に足していく。これも和田流足し算医療の一つです。

今が元気でいられるなら、コンビニ弁当だっていい

次に昼食です。この時間帯は肝臓の代謝が高まっているので、できれば肉類や乳製品をしっかり食べておくとよいでしょう。

それによって、タンパク質の吸収率を高められます。

また、サラダなどで野菜もしっかり食べて、ビタミンや酵素を補給してください。サラダには、オリーブオイルをかけることをお勧めします。ポリフェノールなどの抗酸化成分が豊富ですから、アンチエイジングに最適です。

なお、理想をいえば、1日3食の中で次の10品目を食べることが大事です。**「肉」「魚介類」「卵」「大豆・大豆製品」「乳製品」「緑黄色野菜」「海藻類」「イモ類」「果物」「油を使った料理」**です。

高齢者1000人を対象にした調査では、これら10品目のうち多品目を食べてい

る人ほど筋肉量が多く、握力や歩行速度などの身体機能が高いという結果が出ています。ただ、現実には「そんなことを言われても難しい」と感じる人も多いですよね。60歳以上の単身世帯は15パーセント以上。自分一人、あるいは夫婦二人のためだけに調理をするのは億劫という気持ちは、よくわかります。

そんなときには、コンビニ弁当などを活用すればよいのです。コンビニ弁当に対しては、食品添加物が健康に悪影響を与えるという意見もあります。しかし、悪影響が体に出てくるのは、ずっと先のこと。**10年後に現れる添加物の害におびえるより、多くの品目の入ったコンビニ弁当を食べ、今日の活力を補いましょう。**

また、私はランチには大好きなラーメンを食べ歩いています。今のご時世、化学調味料を使わないいわゆる「無化調」が多くなりました。無化調のラーメンは、コクを出すために20～30種類もの食材を使ってスープをつくっています。

しかも、麺の上にはチャーシューやネギ、モヤシなどものっています。そう考えると、日本のラーメンとは、非常にすばらしいバランス優良食なのです。

ラーメンは汁まで飲み干す

「ラーメンなんて、塩分が強くて健康によくない」とはなから決めてかかる人は、意外にも多いものです。「塩分は血圧を上げるため、高齢者は控えたほうがよい」と言う医者も大勢います。これを鵜呑みにしてはいけない点が2つあります。

まず、血圧の高さが健康や寿命に関与しているか否かは、はっきりわかっていないことが一点。これについては前述しました。

もう一点は、**ナトリウムは体になくてはならない物質**ということです。

腎臓にはナトリウムをためておく機能があるのですが、その働きは加齢とともに低下します。すると、体に必要なナトリウムが尿から排泄されてしまいます。ここに塩分制限が加わると、どうなるか。低ナトリウム血症が起こります。これも、低血糖や低血圧と同様にリスクの高い状態。意識がぼんやりする意識障害、倦怠感、吐き気、疲労感、頭痛、筋肉のけいれんなどの症状が出てくるのです。

しかも、60代以降は、腎機能も低下します。医者の指示を守ってまじめに塩分を控えていると、気づかないうちに低ナトリウム血症が生じ、意識障害や歩行障害によって転倒する危険性も高まります。

なお、歳を取るにつれて濃い味つけを好む人が多くなります。これは老化によって味覚が鈍くなるという理由の他に、体の適応現象とも考えられます。

動脈硬化が進んだ血管で、酸素やブドウ糖を体中に届けるためには、血圧を高めにして血流を維持する必要があります。そこで、塩辛いものを体が欲し、血圧を上げている、という適応現象です。ですから、**「おいしい」と感じる程度の塩分を摂ることは体にとっても必要**です。

私もラーメンを食べるときには、汁まで飲み干します。すばらしい栄養分とともに塩分を摂取するためです。とくに私は利尿剤を飲んでいるため、ナトリウム値が低く、塩分を不足させると低ナトリウム血症になりやすいのです。

食べたいものをがまんしない

現在の高齢世代は、「がまん」を美徳と考えているところがあります。がまんしているほうが長生きできると信じている人も多いでしょう。

しかし、**「おいしい」と思うものをがまんせずに食べている人のほうが、心身ともに元気です**。これは、大勢の患者さんを診てきた医者としての実感です。

人の「おいしい」という感覚には理由があります。それはズバリ「人類の進化」です。生物は、体に必要なものを「おいしい」「食べたい」と欲することで、自らの命を守るように進化しているのです。

塩分や糖分がその代表です。低ナトリウム血症や低血糖が私たちにとって命取りになることはお話ししました。さらに、脂質やうま味成分（アミノ酸）を「おいしい」と感じるのも、体に必要だからです。

脂質は体を動かすエネルギーとして重要ですし、細胞膜の生成や修復にも使われています。タンパク質はアミノ酸に分解され、筋肉や皮膚をつくる原料にもなります。たとえば、「今日は肉が食べたいな」と感じるのは、体が脂質やタンパク質を欲している表れ。体が必要な栄養素を「足してほしい」と信号を送ってきていると も読み取れるでしょう。

そうだというのに、「肉は体に悪い」と控えていたら、「必要な栄養素を得られない」というストレスを体に与えることになります。お饅頭が無性に食べたいのにがまんしていたら、「おいしいものを食べられて大満足」という喜びを失います。

そうした節制を続けた結果、食事への興味が失われれば、肉体的にも精神的にも老け込んでしまう。それで本当に健康長寿が叶うでしょうか。

私が有料老人ホームをつくるとしたら、おいしくて幸福感を覚えるような食事を1日3回出す施設にします。**60歳を過ぎたらがまんや節制はもうしない。「食べたい」という欲求こそ、健康増進の源**なのです。

健康長寿のため、もっと肉を食べよう

「もっと肉を食べましょう！」

このことを、私は60代以降の方々に声を大にして伝えたい。

ショーシャ博士がほめているように、日本食は栄養バランスがすばらしく整っているのですが、唯一足りないのが肉類。とくに高齢者にはそれが顕著です。

「粗食が健康によい」と日本で言い始めたのは、『養生訓』を書いた江戸時代の学者・貝原益軒ですが、当時の日本人は一部の人を除いて短命でした。

日本人の寿命が大きくのびたのは戦後です。

背景には、それまでの和食に加えて肉を食べるようになったことがあります。**タンパク質の摂取量を増やしたことが、日本が世界一の長寿国になった一因**と考えられています。

国民病と呼ばれていた結核や脳出血が激減したのも、肉を食べるようになって栄養状態が改善したからです。

ところが今、タンパク質の摂取量が1950年と同水準まで減っている事実をご存じでしょうか。

食糧難だった戦後と同量のタンパク質しか、摂取できていない。背景には、「健康長寿のためには、肉は食べないほうがよい」あるいは「粗食がよい」という誤った引き算医療の考え方があります。

ただし、日本でも若い世代は肉類を比較的多く食べています。つまり、日本のタンパク質の摂取量が減っている要因は、高齢世代の摂取量が少ないせいです。

高齢者ほど肉が必要なのです。肉などに含まれる動物性タンパク質を摂ると、血液中にアルブミン（血液中の主たるタンパク質）が増えます。このタンパク質は脳卒中、心筋梗塞、感染症の予防に効果があるとされています。そして、**血液中のアルブミン値が低い人ほど早く亡くなるリスクが高い**、とも報告されているのです。

夜は水分を多めに摂っておく

もっと肉を食べましょうと言うと、「コレステロールが心配」と言う人がいます。

私は毎日肉を食べていますし、コレステロール値も中性脂肪も高いほうです。

実際、私のコレステロール値は３００mg／dL弱で、中性脂肪は６００mg／dL。

正常値は、コレステロール値が２２０mg／dL未満、中性脂肪が30～１４９mg／dLとされていますから、かなり高い数値です。

ですが、**60代以降はコレステロール値も中性脂肪も高いくらいでいい**。それによって体調に問題がないのならば、無理に下げる必要はないというのが私の考えです。

では、肉はいつ食べるのがベストでしょうか。ショーシャ博士は肝臓が活発に動いている朝と昼がよいとしています。

とはいえ、食が細くなってきている人は、一度に多くを摂れないと思います。この場合は、朝と昼と夜に分散して少しずつ食べるとよいでしょう。

そもそもタンパク質は体内で貯蔵できないので、一度にたくさん摂っても活用しきれません。**肉、魚、卵、乳製品などの動物性タンパク質と、大豆や大豆製品などの植物性タンパク質は、1日3食の中でわけて摂っていく**とよいでしょう。

では、夜はどんなことを注意して食事をするとよいでしょうか。

夜は、肝臓の代謝機能が弱まるため、肉類は少なめにするとよいとショーシャ博士は言っています。しかし、食べてはいけないということではありません。私のように食欲に衰えのない人は、内臓に負担をかけないよう、食べ過ぎない配慮が必要ではあります。ですが、適度に食べる分にはよいと思います。

なお、**夜はすい臓の働きも落ち着くため、主食や砂糖、果物類なども控えめに**しておくとよいでしょう。

一方、**腎臓の代謝機能は上がります**。肝臓やすい臓の代謝で生じた老廃物を排泄してくれます。この働きを促進するため、水分を多めに摂ることをお勧めします。

何を食べてもよいが、食べる順番は守る

夜といえば、晩酌です。これは、私の生きる喜びの一つです。ただし、私は寝酒ではなく晩ごはんといっしょに飲んでいます。

大好きなのはワイン。夜は正直なところあまり難しいことを考えず、ワインにあう料理をその日の気分にあわせて食べています。赤ワインを飲むときには肉料理をほどよくいただき、白ワインのときには魚介系にします。

内臓のことを考えれば、夕食は9時までに終えたほうがよいのですが、仕事の都合によっては食事の時間が10時を過ぎてしまうこともあります。

それでも「おいしい」と幸せを感じながら一日を終えたい私は、「夕食はその日、ワインにあわせて食べたいものを選ぶ」ことを基本に、遅くなっても食べています。

そんなふうに、夕食は晩酌中心に考えている私ですが、食べる順番はわりと大事

にしています。

食事の最初に主食などの炭水化物を摂ると血糖値がぐんと上がり、インスリンが大量に分泌されるからです。すると今度は、血糖値がガクンと低下します。この乱高下は血管や内臓に負担を与え、細胞の炎症につながりやすくなります。

だからこそ大事になるのが食べる順番。**野菜や肉、魚などから食べていき、主食やイモ類など糖質の多いものは食事の最後のほうで食べる**という順番です。

イメージとしては会席料理を食べる順番。会席料理では、最初に野菜や魚介類を使った先付けが出て、刺し身や焼き物、煮物、そして油を使った揚げ物、汁物とご飯へとゆっくりと進んでいきます。

毎日の食事にここまでする必要はありませんが、食べる順番だけは会席料理をイメージして、野菜からタンパク質、そして糖質へとゆっくりと摂っていくようにする。すると、血糖値がゆるやかに上昇していき、夜遅い食事であっても、内臓や血管に与える負担を軽減できます。

寿命をのばす飲み方、縮める飲み方

かつて、私はお酒といえばバーボンやコニャックが好きで、バーで一人で飲むことが多かったのです。

ところが、ワインが趣味になってから、自宅でワイン会を開いたり、ワイン会に招かれたりするようになりました。これも私にとって大事な足し算です。「お酒」に「人」を足すと、「前頭葉の活性化」という答えが導き出されます。

人と一緒にお酒を楽しんでいると、話が弾みます。おいしいものも食べられます。人の紹介で初めてのレストランに行くこともできます。**一人でチビリチビリと飲んでいては得られないほどのすばらしい刺激が、前頭葉に与えられる**のです。

とはいえ、ワインは高価なものも多く、1回のワイン会で高級なバッグや時計が買えるくらいの金額を飲むこともあります。人から見たらバカバカしいお金の使い方かもしれません。ですが、それが私には楽しいし、非常に刺激的なのです。残るものではなく、思い出づくりにお金を使う。これが私にとっての幸せであり、人生観です。あの世にお金やものは持って行けません。

また、私が幸運なのは、お酒が好きでも量はそれほど飲めないことです。ワインだとしたら、ボトル半分以上は飲めない。だから、飲み過ぎずにすみます。

一方、お酒が強い人は、飲み過ぎに注意が必要です。自身が楽しく、ご機嫌でいられる量で終わりにすること。お酒は量が増えるほど、楽しいお酒にはなりにくくなります。脳や肝臓に与える悪影響も大きくなります。メンタル的にも「寂しいな」と孤独感を募らせやすくなります。せっかくのお酒を悲しいものにしてはもったいないでしょう。

とくに**一人で飲むときには、あらかじめ量を決めて飲むこと**です。「今晩はこれだけ」と決めたらそれ以上は飲まない。ちょっとそこまでと、コンビニに買いに走るようなことのないよう心しておきましょう。

心臓ドックで心筋梗塞は予防できる

病気のデパートのような私ですから、定期的に検査は受けています。

ただし、健康診断やがん検診など引き算医療につながる検査は受けません。

検査も足し算で考えます。**今の自分の健康を維持できるよう、「それを壊すような病気が起こっていないか」を確認するための検査は受けるようにしています。**

まず、3カ月に1回、腎機能の検査を受けています。糖尿病になると、腎不全のリスクが上がりますから、これはきちんと調べるようにしています。

また、6カ月に1回は眼底検査も受けています。糖尿病は網膜症も起こしやすく、悪化すれば失明のリスクがあります。こちらも現状確認のために検査を行います。

ちなみに、現在のところ、腎臓にも眼底にも問題は起こっていません。

一方、5年に1度ほど、心臓ドックも受けます。加齢によって動脈硬化は進み続けます。それによって、心筋梗塞が起こりやすくなりますから、予防のためです。

心臓ドックでは、ＣＴなどの画像検査で、心臓を取り巻く冠動脈に狭窄《きょうさく》（狭くなること）がないかをチェックします。もしも狭窄が見つかれば、バルーンを使ったり、ステントと呼ばれる管状のものを入れたりして、血管を広げます。これによって血栓が詰まることを防げるのです。

さらに、私は心不全もあるので、心臓エコーなどの検査も半年に1回程度受けています。こちらも、悪化することなく、状態は安定しています。

なお、**突然死を防ぐという意味では、脳ドックも一度受けておくとよい**でしょう。

脳動脈瘤を見つけるためです。動脈瘤とは血管壁が膨らんでもろくなる状態。これが破裂するとくも膜下出血を起こし、命にかかわります。脳ドックで動脈瘤を見つけられれば、破裂を防ぐ処置ができます。以前は開頭手術が必要でしたが、現在は開頭せずにカテーテルでコイルを入れるという方法もあります。ただし、これはうまいところと下手なところの差が大きいので、十分に調べて受けるようにしましょう。

なったらなったで、なるようになる

「血糖値が高いままにしていると、いずれ透析が必要になりますよ」

糖尿病の薬を使わない私は、こう言われることがたびたびあります。現在、透析は1回の治療時間が4〜5時間、これを週3回通院して行うことになっています。

実のところ、世界でいちばん、軽い腎障害でもすぐに透析する国が日本です。私は医者で作家の木村盛世先生とYouTubeに動画を上げていますが、このことは海外経験が長く、娘2人がアメリカで医者をやっている木村先生も認めるところです。また、**日本ほど透析のクリニックが多い国はない**とのことです。

透析は、患者さんに大変な負担を強いる治療法です。QOLが著しく低下することの治療を、生涯続けていくことになるわけです。ところが、患者さんの負担を少しでも減らしてあげよう、という発想を持つ医者は少ないのです。

もちろん、**「個々人の運動量や生活環境によっても、透析回数は変化しうる」**と言うまともな医者もいます。医者として、私の臨床感覚もそちらに近い。

私自身、将来、透析になるのを恐れて、今の生活を犠牲にするつもりはありません。腎機能が少しでも悪くなってきたときにはすぐに気づけるよう、前述しましたが、腎機能の検査は受けています。糖尿病になって4年以上経ちますが、腎機能はまったく落ちていないのが現状です。

ただ、もしものときが来たら、透析を受ければよいと思っています。「透析になるのは怖い」と考える人は多いですが、「なったらなったで、そのときの自分にできることをすればいい」と決めれば不安が消えます。そのころには透析が今より楽に、週2回ですむようになっているかもしれません。実際、週2回と週3回では、生存曲線がほぼ変わらないことがわかっています。さらにはいずれ、iPS細胞の実用化によって自分の細胞を使った腎移植が可能になるかもしれないのです。未来を恐れるより、未来を信じて今を大事にするのが私の生き方です。

再生医療で病気が消える未来が来る？

世の中は常に変わり続けています。そして、医学も日々進歩しています。医学の世界では、今後、再生医療がますます進化していくでしょう。

現在、すでに実用化が始まっている幹細胞治療も再生医療の一つです。

幹細胞とは、体を構成する細胞の一群で、文字どおりすべての細胞の幹になる母細胞です。自己増殖しながらさまざまな細胞に分化していく能力を持っています。

ひと言で幹細胞といっても、種類はいくつもあります。造血幹細胞、神経幹細胞、筋肉幹細胞、肝臓幹細胞など、生体を構成する組織や臓器にそれぞれ特有の幹細胞があり、それらを総称して体性幹細胞と呼びます。

これらの幹細胞には、ケガや病気で傷ついた細胞を修復したり再生したりして、健康を維持する働きがあります。この働きを治療に利用しているのが、再生医療というわけです。損傷した体性幹細胞のかわりとなる新たな幹細胞を移植することで、その部分をよみがえらせていきます。

現在、この幹細胞治療を行う医療機関が増えてきています。

たとえば、整形外科では、膝の治療法の一つとして培養幹細胞治療が行われています。自分の脂肪に存在する幹細胞をひざ関節に注入することで、炎症や痛みを改善する効果があるとされています。美容医療の現場でも、幹細胞を用いて肌の若返りを促す治療が行われるようになってきました。

現在のところ、**幹細胞治療は研究段階のものが多いのですが、今後は脳や心臓、糖尿病、動脈硬化の分野においても実用化が期待されています**。そうなれば、今、私が抱えている病気など、すべて改善する可能性もあるわけです。

ただし、こうした再生医療は自由診療のためかなり高額です。それでも、日々不快に感じている症状が消えれば生活が改善し、潤いがもたらされます。試してみる価値の高い足し算医療ではないかと考えています。

男性ホルモンを足して、若々しさをよみがえらせる

今より元気になるために有効な医療は、積極的に自分に足していこう。私は常々そう考えています。

われわれは若い頃からがんばって働いてきました。「老後のため」と貯蓄に励んだ人も多いでしょう。それは今、よりよい医療を受けるためでもあったはずです。「ここでお金を使わずして、いつ使う」。これが私の一つの信念です。

たとえば私は、3カ月に1回、男性ホルモンを補充する治療を受けています。これは60代以降の男性に、お勧めしたい足し算医療の一つです。

男性ホルモンというと「性欲」と結びつけて考える人がいます。もちろん、それも大事なことではありますが、**男性ホルモンは活力の源**です。意欲や好奇心、集中力、判断力、人への関心など精神面の働きもつかさどっています。

ところが、男性の場合、加齢とともに分泌量が年々減っていきます。私の臨床経験からいうと、70代以上の約8割が不足しています。

男性ホルモンが減ると、まず筋力が落ちます。意欲も好奇心も弱まり、活力も低下します。何より性機能が衰えます。性的に枯れた人は、体も早く衰えるので、見た目も老け込んでいきます。

今、この本を手にしてくださっている読者には、思い当たるところが多いのではないでしょうか。気になる場合はまず、男性ホルモン値を測ってみるとよいでしょう。男性更年期障害の外来があるクリニック、または泌尿器科で、相談を受けつけているはずです。

日本では、こうした治療を「反則」のように思う人がいます。ですが、違法な薬物を注入するわけではありません。男性ホルモンはすべての人の体内で分泌されるもの。その量が不足しているので、補充する医療を受ける。これによって、活力も若々しさもよみがえってくるのならば、こんなによい足し算医療はないはずです。

コレステロールを下げる薬には注意を

　更年期障害というと、女性の問題と思い込んでいる人も多いでしょう。

　しかし、男性ホルモンが減少すれば、更年期障害は男性にも起こります。しかも、男性の場合は、少しずつ分泌量が低下していくため、「なんだか元気が出ない」と感じているうちに、どんどん悪化する傾向があります。

　結果、さまざまな症状が起こってくることは、「LOH症候群（加齢性腺機能低下症）」とも呼ばれます。具体的な症状としては、「意欲が湧かない」「元気が出ない」「集中力がない」「記憶力が悪くなった」「人とのコミュニケーションが億劫になる」「人への関心がなくなる」などがあります。

　LOH症候群を疑ったとき、気をつけたいのがコレステロール値を下げる薬です。

コレステロールは性ホルモンの大事な原料です。このため、コレステロール値の引き算医療を続けていると、男性ホルモンが減ってしまうことが起こってきます。

なお、男性ホルモンは日々の生活の中で減少をくい止めていくこともできます。

まず大事なのは、食事です。「なんだか元気が出ない」と感じる人は、肉や卵を意識して食べ、男性ホルモンの原料となるコレステロールを足しましょう。

また、**男性ホルモンの合成と分泌を促すには、亜鉛が必要**です。亜鉛は牡蠣《かき》やニンニク、牛肉の赤身、豚レバー、卵、油揚げ、小麦胚芽、カシューナッツなどに豊富です。こうしたものを日々、意識して食べることも有効です。

さらに、**大切になってくるのが適度な運動**。男性ホルモンは、筋肉が刺激されると分泌が促進されます。

ただし、男性ホルモン補充療法は前立腺がんのある人には行えません。男性ホルモンのテストステロンを補充するとがんを大きくするためです。だからといって、テストステロンが前立腺がんの原因というわけではないのです。「その治療を受けると、前立腺がんになるのでは？」という人がときどきいますが、心配いりません。

女性は更年期以降、人生がもっと楽しくなる

女性の場合、更年期を過ぎると、女性ホルモンの分泌は減っていくのですが、男性ホルモンの分泌量が多くなります。55歳ごろから、とても元気で活動的な女性が増えていくのは、このためでもあります。

自分の「やりたい」「楽しい」を原動力に新しいことにチャレンジする女性がいれば、アイドルや俳優の追っかけに精を出す女性もいます。グルメ情報を集めて女子会を開催したり、サークル活動でワイワイ騒いだり、とても幸せそうです。

人は、**男女関係なく、男性ホルモンが増えると活動的になる**のです。

なお、女性の場合、閉経をはさむ前後10年間で、女性ホルモンが激減します。このときに、つらい症状に苦しまれる方が多くいます。

卵巣の機能が衰えて女性ホルモン（エストロゲン）の分泌が急激に低下すること

で、頭痛や腰痛、肩こり、むくみ、イライラ、ほてり、不眠、肌の衰え、女性器の乾燥やかゆみ、性交痛、物忘れ、膝の関節痛など次々に不快な症状が現れてきます。

また、エストロゲンは、脳や心臓、血管、骨などあらゆる臓器の働きにも関与しています。そのため、更年期が過ぎると、女性の場合、動脈硬化、骨粗鬆症《こつそしょうしょう》、心臓疾患、物忘れなどが起こりやすくなります。

さらに目に見えて衰え始めるのが、肌つやです。これは女性にとっては大問題ではないでしょうか。

こうした女性特有の症状の改善には、**女性ホルモンを補充する療法があります。60代以降の女性にお勧めの足し算医療**です。

ただし、それによって「乳がんになるのでは？」と心配する人もいます。ホルモンを投与する前には、乳がんの有無を検査で入念に調べ、投与後も定期的な検査が行われます。検査をクリアしていれば、心配いりません。むしろ、定期的に検査を行うことで、乳がんによる死亡率が下がるともいわれています。

サプリメントを老化予防に活用する

足し算医療として、私はサプリメントもおおいに活用しています。

ところが、日本人は「サプリメントなんて」という人がわりと多い。「食事をしっかり摂っていれば必要ない」とか、「お金がもったいない」などと言うのです。「○○ダイエット」など、流行しては廃れていく方法ほど注目されるのは、即効性があるからです。短期間で目に見える効果があるものに、飛びつく人は多いものです。しかし、「短期間でやせる」ということはそれだけ体に負荷をかけますから、長くは続きません。リバウンドもあるでしょう。

サプリメントは目に見える効果があるわけではありません。「若返り」というより「老化予防」に役立つものだからです。つまり、これを活用することで、老化のスピードがゆるやかになる、という考え方です。

私も、48歳のころからサプリメントを活用しています。そのおかげで、60歳を過ぎた今も50代前半のような感覚で生活できています。思考力もよい状態にありますし、心も体も同年齢の人たちより機敏に働くように感じています。

こうしたアンチエイジング（抗老化）の考え方は、日本ではあまり流行しませんがヨーロッパでは人気です。また、「不老長寿」の考え方が浸透している中国でも、サプリメントに多くの人がお金をかけています。ちなみに「不老」とは、「今より老け込まない」という意味で、サプリメントの作用とぴったり合致するわけです。

ただ、「栄養は食事で摂るのがいちばん」という考え方もわかります。アンチエイジングにしても不老にしても、その基本は食事にあります。

とはいえ、高齢になるとどうしても食欲が落ちます。「体によい」という理由できらいなものをイヤイヤ食べようとすれば強いストレスとなり、かえって健康によくありません。**サプリメントはそうした足りない栄養を足し、今より少しずつ元気になりながら、老化のスピードをゆるやかにする助けになってくれる**でしょう。

私は16種類のサプリメントを飲んでいる

私はサプリメントの活用方法について、クロード・ショーシャ博士に指導を受けています。私のクリニックで行っているホルモン補充療法や個々の体質検査に基づく食餌療法、サプリメントの活用などは、ショーシャ博士から学んだものです。

自分に必要なサプリメントを知るには、尿検査で不足しているものを調べて選ぶことが理想です。でも、「そこまではできない」という人がほとんどでしょう。では、どうすると自分に最適なサプリメントを選べるのか。ショーシャ博士は**「それを飲んで調子がよいか悪いか、体の声を聞きなさい」**と伝えています。

人間の体はよくできていて、不足している栄養をサプリメントで足すと、気分がよくなったり、元気が出たりします。

ですから、サプリメントを飲み始めたら、2週間から1カ月ほど続けてみてください。「疲れにくくなった」「なんだか元気が出る」「肌の調子がよくなった」「便通がよくなった」など体調の変化を感じられれば、「効果あり」と判定してよいでしょう。反対に、**何も感じないサプリメントはそれ以上飲む必要はない**と思います。

なお、サプリメントも玉石混淆です。さまざまな商品が流通しています。コーティング剤や着色料などの食品添加物を気にする人も多いでしょう。私自身としては、高齢期になったら、食品添加物の多少の摂取を心配するよりも、必要な栄養を足すことのほうがよほど大事と考えています。

ただ、食品添加物の害が気になる人は、海外のサプリを活用するのもよい方法です。とくにアメリカでは、化学物質に対する消費者の目が厳しくなっており、オーガニックの商品が多く流通しています。インターネットを活用して、信頼できるオーガニックのサプリメントを探してみるのもよいと思います。

ちなみに、私は朝に15種類、夕方に7種類、計16種類のサプリメントを飲んでいます。かなりの量ですが、体調がよいので、今後も飲み続ける予定です。

代表的なサプリメント

サプリメント	作用
イチョウ	血流をよくして肩こりや冷え性を改善、脳梗塞を予防
ビタミンB_1	糖質の代謝。疲労回復
ナイアシン	ビタミンB_3。500種以上の酵素の補酵素として不可欠
ビタミンB_6	アミノ酸の代謝を助け、免疫機能を維持
パントテン酸	ビタミンB_5。ストレスをやわらげる。 皮膚や粘膜の健康維持
ビタミンC	強力な抗酸化作用。免疫力の強化。コラーゲン生成に必須
ビタミンE	強力な抗酸化作用。生体膜の機能を正常に保つ
カリウム	余分なナトリウムを排出し血圧を下げる。むくみ改善
亜鉛	成長ホルモンの分泌を促進。男性機能の維持
セレン	抗酸化作用。免疫システムの活性化。肝臓の保護
クロム	インスリンの抵抗性を改善
マンガン	骨の形成にかかわる。糖質・脂質の代謝に働く酵素を活性化
EPA／DHA	血液をサラサラにする。認知機能の維持に役立つ
アセチル Lカルニチン	脂肪を効率よく燃焼させエネルギーを生成。 神経細胞のダメージを軽減
α-リポ酸	強力な抗酸化作用で酸化物質を除去。 皮膚の新陳代謝を活発にし老化を防ぐ
コエンザイムQ10	エネルギー産生に必須。強力な抗酸化作用
Lグルタミン	筋肉の疲労回復。免疫力の向上。皮膚組織の再生を 促し傷の修復を促進
ホスファチジル コリン	記憶力や学習能力を高める
メラトニン	睡眠サイクルを整える。強力な抗酸化作用
プロバイオ ティクス	腸内の善玉菌を増やすなど有益な働きをする微生物。 ビフィズス菌が有名

（出典）『シャキッと75歳ヨボヨボ75歳』（マキノ出版　和田秀樹著）

第4章

今日から始めよう！「足し算ライフ」とがまんしない生き方

ルーティンをぶっ壊せ！

本章では、今日からの人生をよりよく生きていくためのヒントを提案をしていきます。「足し算医療」ではなく、「足し算ライフ」。生活の中から始める、今より元気になっていく方法です。

ポイントになるのは、**前頭葉に刺激を与えていくこと**。意欲や活力をつかさどる前頭葉は、前述していますが、40代から少しずつ萎縮していきます。つまり、60歳以上の人は、私も含めてほぼみなさん、脳が萎縮してきている、ということです。

ただし、萎縮が起こっていても、老化を防ぐ方法はあります。

まず大切なのは、「自分のルーティンを壊す」こと。

前頭葉は、「想定外のこと」や「新たな刺激」に対処するとき、あるいは「何かを創造する」ときに活性化します。

つまり、**ワクワク、ドキドキする体験**がよいのです。「この年になって、ワクワク、ドキドキすることなんてないよ」と言っている人ほど前頭葉が老化し、意欲も活力も低下しているので、要注意です。でも、これはさほど難しいことではありません。高齢者には高齢者ならではのワクワク、ドキドキする方法があります。

たとえば食事。毎日、ほぼ決まったものを食べていませんか？　外食するにしても、行きつけのお店ばかりに通っていないでしょうか。「同じことをしているほうが安心」という感情こそ、前頭葉が老化している証し。ここに刺激を与えるためには、食べたことのない食品、行ったことのないお店にチャレンジしてみることです。

たとえば、私はデパ地下でよく夕飯を買いますが、買ったことのないお店で、食べたことのない総菜を選ぶよう意識します。宝探しのようでワクワクします。外食するときも、初めての店に行ってみる。たとえ味がイマイチだったとしても、いいのです。どんな料理が出てくるかドキドキする時間が大事です。

こうしたことで**「昨日と違った今日」を楽しんでいくと、前頭葉が活性化します。**

「いつもの道」を歩かない

60代以降の人にとって、食事と同じくらい大事なのが運動です。体をろくに動かさない生活は、前頭葉をますます萎縮させるだけでなく、全身の細胞まで老化させてしまいます。

だからといって、若い頃のように体を活発に動かすこともできません。というより、過度の運動はケガを招き、かえって寿命を縮めるもと。ですから、高い会費を払ってジム通いをするとか、ジョギングをするなどといった無理はしなくてよいのです。もちろん、それが好きな人はやったほうがよいでしょう。ただ、そうでないならば、がんばらなくても大丈夫です。

では、どんな運動が最適でしょうか。まずは、掃除や洗濯、料理などの家事は、「大変だから」と人任せにしたりさぼったりせず、できる限りご自身でやりましょう。とくに、しゃがんだり立ったりをくり返す床拭きやトイレ掃除などは、とてもよい全身運動になります。

そのうえで、**ウォーキングに出かけましょう。私も１日30分は歩くようにしています**。それだけでも血糖値は下がります。

なお、ウォーキングに次のポイントを加えると、前頭葉の活性化にも役立ちます。それは、**昨日と同じ道を歩かない**こと。同じルートを歩くルーティン化された散歩では、前頭葉に刺激をそう多くは与えられません。

住宅街や公園、商店街、オフィス街、デパート、ショッピングモール。あるいは海や畑、田んぼ道。歩ける場所はいくらでもあります。それによって歩き方や、安全に歩くための注意のしかたも異なります。見える風景もまるで違います。買い物も、いつもの店ではなく、たとえば一駅先まで行ってみる。スーパーによって商品の陳列場所も売っているものも多少違いますから、目新しいものを探してみるのもお勧めです。こうした日々のチャレンジが前頭葉にすばらしい刺激を与えます。

人との会話を求めて外に出よう

仕事をしている人は、職場に行けば、何かしら話さなければいけません。しかし、仕事を辞めてしまうと、会話の機会が減ります。

仕事を辞めると収入がなくなって困る、と思う人がほとんどですが、60代以降、それ以上に致命的となるのが、会話の減少です。

それほど**よい刺激を、会話は前頭葉に与えてくれる**のです。

ですから、仕事をしていない人は、人と会話をするため、外に出かけていきましょう。今日話したのは、夫だけ、妻だけ、ペットだけという生活は、前頭葉の老化につながっていきます。

とはいえ、高齢者にとって人づきあいは、「諸刃の剣」。前頭葉の活性化を考えると人づきあいが必要ですが、ストレスを感じるような人づきあいは心身の害になります。ですから、人づきあいは相手を選んですることです。好きな人、楽しい人、会話が盛り上がる人、刺激を与えてくれる人に会いにいきましょう。また、買い物に行った際にお店の人と話すことでもよいのです。

反対に、**苦手な人、キライな人、ストレスを感じる人とのつきあいは、もう終わりにしましょう**。ストレスは万病のもとです。

一方で、家族が好きな人は、会えるときに会っておきましょう。

日本は「家族第一主義」と思っている人が多いですが、核家族化が進んだ現代社会では、親子の会話の回数は、世界トップレベルで少ないのです。私は映画が好きで外国映画もよく見ますが、アメリカ映画でもイタリア映画でも「ママ！」と日常的に会いに行くシーンがたびたび描かれます。ところが日本は、息子が母親に週１回電話するだけで「マザコン」といわれる異様な文化があります。そんな無駄な遠慮をしていると、「親孝行したいときに親は要介護」「子どもとの距離ができていた」という状況になりかねません。これは親子双方にとって寂しいことです。

話すことで、脳は若返る

大ロングセラー『思考の整理学』（ちくま文庫）の著者外《と》山《やま》滋《しげ》比《ひ》古《こ》先生と対談したとき、外山先生が真っ先にこう言われました。

「歳を取ったら勉強なんかしてはダメだ」

日本では、勉強というと、頭に入れることばかり考えます。外山先生は「高齢者は、これ以上インプットするな」と言うのです。大事なのは「アウトプットすること」。つまり、人に話すことこそ大事ということでした。

最近、『知らないと恥をかく』とか『今さら聞けない』などといったタイトルの、雑学の本が売れています。こういうタイトルを見ると、「大人として常識を知らないのは恥ずかしい」と一生懸命に読む人がいます。

それこそ「インプット型の勉強」です。誰もが知っていることを今さら勉強したところで、おもしろくないでしょう。常識的な知識を人前で披露しても嫌味なだけです。どうせならば、誰も知らないような知識を仕入れ、それを自分流にアレンジし、おもしろおかしく人に語ってみる。これこそ本当の学びではないでしょうか。

外山先生は、**歳を取ったら、仲間をつくっておしゃべりをする会を何個か持ちなさい**とも話されていました。

高齢者こそ、薄く広いつきあいがいい。そうすれば、月に２、３回はおしゃべりの会に出かけていくチャンスを持てますし、ストレスを感じてしまうほどの近距離でのつきあいをしなくてすみます。

大事なのは、会の仲間は自分と同じことをやっていた人より、違う分野にいた人たちを集めること。そうすると、それぞれが自分の知らないことを話してくれます。自分が話すことも、みんなが知らないこと。すると、みんながあなたの話をおもしろがってくれます。そうやって、**我を忘れるほどにおしゃべりを楽しんでいくと、人間の脳はどんどん若返っていく**、と外山先生は話されていました。

どんな人の話にも物語がある

日本の学校教育ではインプット型の勉強ばかりしているため、テストの点数が高い人ほど「かしこい」と言われます。しかし、**60歳を過ぎれば、学歴などもはやどうでもいい。人気者になるのも、モテるのも、話上手な人**です。

「そんなことを言っても、自分は話すのが苦手」という人は、場数を踏みましょう。遠慮せずに、人にどんどん話しかけていくことです。すると、話し方のコツがだんだんとわかってきます。

「私の話なんて、おもしろくもなんともないでしょう」

と言う人もときどきいます。これは、とんでもない勘違い。精神科医という職業柄、大勢の高齢者の話を聞いてきました。そこにはさまざまな物語があります。

どんな人のどんな話にも、聞く側にとっては、気づきや学び、喜びがあります。

ですから、自分の話をどんどんしていきましょう。楽しそうに話せば、相手もおもしろがってくれます。

反対に、つまらなそうにしている人に話す必要はありません。あなたの話を聞かせる価値のない人間、というくらいに思っておけばよいのです。

私も、林真理子さんが主宰されるおしゃべりの会などにも参加します。そこに、林さんが女優さんや脚本家さんを毎回お呼びするのです。

私以外、みんな女性ということもあります。これが非常によい刺激になる。私は高校が男子校だったこともあって、若い頃は女性と話すのが苦手でした。モテたいとか、口説きたいという下心がつい出てきてしまうからです。

でも、年齢を重ねてくると、男も女もなく一人の人間としてフランクなつきあいができるようになります。すると、女性の発想がいかにおもしろいかに気づかされます。一方、私の話もおもしろがってくれます。こんな男女のつきあい方ができるようになったのも、歳を重ねてきた幸せの一つなのでしょうね。

脳の健康には、脳トレよりカラオケがいい

前頭葉の刺激には、会話がいいとお伝えしました、ただ、なかにはハードルが高いと感じる人もいるでしょう。ストレスを感じることは、60歳を過ぎてまでやらなくていい、というのが私の考えです。ただし、その場合にも、声を出すことは生活にプラスしていきましょう。

では、どんなことをするとよいのでしょうか。

とにかく**大きな声を出すこと。腹の底から声を出すのがお勧め**です。

多くの認知症の患者さんを診てきた中で、進行があまり目立たない人たちがいます。その一つが、趣味の詩吟を続けている人たちです。大きな声と独特の節回しで和歌や漢詩などを吟じることが、脳によい刺激を与えるのでしょう。

「大きな声で歌う」という意味では、カラオケも脳によいといえます。しかも、歌

うことは全身を使います。舌や呼吸筋を使うため、嚥下《えんげ》機能のトレーニングにもなります。そして何よりも楽しい。カラオケ好きな人は、毎週だって歌いに行くとよいと思います。

仲間を誘うのがいちばんですが、若い人の間では「ヒトカラ」がもはや普通になっています。ヒトカラとは、その名のとおり一人カラオケのこと。自分の歌いたいものを、人の目を気にせずに思いっきり歌えますし、仲間と行くときの練習にもなります。試してみると、前頭葉のよい刺激になるでしょう。

他にも音読やコーラスなどもおすすめです。

ご自身にあった方法で、大きな声を日常的に出すことを続けていきましょう。

一方、やったところでたいした効果を得られないトレーニングもあります。脳トレ（脳トレーニング）です。脳トレで刺激できるのは、脳の決まった部分のみ。たとえば筋トレをする際、腕ばかり鍛えていても、全身が鍛えられなければあまり意味がない。脳トレもこれと同じで、一部分のみ鍛えても脳は活性化されないのです。

AIと人は、ドラえもんとのび太くんの関係

現在、「チャットGPT」がものすごい勢いで私たちの生活に浸透してきています。私たちがコンピュータに入力した質問に対して、対話形式でAIが答えてくれるサービスです。まるで人が答えてくれるかのように自然な対話が行われます。また、文章の要約や、小説や詩の創作、そして英文の翻訳などもしてくれます。

ビジネスの分野でもおおいに期待されているチャットGPTですが、高齢者の生活も劇的に豊かにしてくれるでしょう。

たとえば、チャットGPTを搭載したロボットが開発されています。どんな内容の声かけにも答えてくれますから、おしゃべり相手になりますし、議論もできます。子どもや孫のように寄り添い、支えてくれる相手にもなります。そのうえ、一人で倒れたりしていないか、見守りの役目も果たしてくれるのです。

ところが、コンピュータ関連に苦手意識の強い人は、ＡＩの時代が来ると、ますます自分たちが取り残されるような感覚になるようです。

しかし、これは間違い。ＡＩと私たちは、まさにドラえもんとのび太くんの関係のようなもので、**こちらがお願いしたことを、どんどんやってくれるのがＡＩ**です。

今後、ＡＩがますます発達していけば、たとえば、物忘れが多くなっても安心して暮らせるようになります。ＡＩがすべて覚えておいてくれるからです。携帯電話がない、カギがない、お財布をどこに置いたかなど、探し回る必要もなくなります。「何時何分に、カギを玄関に置きました」とＡＩが教えてくれるからです。そんな時代が、もうそこまで来ています。

その一歩がチャットＧＰＴ。「わからないことは、やりたくない」と言っていると、前頭葉は老化していくばかり。新しいことを始めればその分、前頭葉が刺激されます。ご自身の生活を豊かにしていくためにも、新しいことにどんどんチャレンジしていきましょう。

年金だけでも十分豊かに暮らせます

テレビの情報番組などでは「年金暮らしで大変」という報道がよくされます。ああした映像をくり返し見せられていると、不安が募ります。

ですが、くり返しになりますが、テレビとは、「犬が人間を噛んでもニュースにならないが、人間が犬を噛むとニュースになる」という世界。人の不安をあおることで、視聴率を取るのが番組をつくる人たちの仕事です。ですから、報道を真に受けないこと。「少ない年金でこの先、やっていけるのか」と心配しないことです。

日本は、高齢者が暮らしやすい環境がかなり整っています。お金が足りなくても、生活を楽しむ方法はいくらでもあります。たとえば図書館に行けば、タダでたくさんの本や雑誌、新聞を読めますし、夏は涼しく、冬は暖かく過ごすことができます。俳句を趣味にしてみれば、新聞に投稿するという楽しみも見つけられます。

公民館へ行けば、サークルがたくさんあります。囲碁や将棋、絵画、ヨガ、ダンス、日本舞踊、コーラス、カラオケ、楽器など、さまざまなサークルに入れます。多少の会費が必要となるサークルもありますが、それでもカルチャースクールなどに通うよりは、ずっと安いでしょう。

なお、多くの人が知らないことがあります。貯金がゼロという人で、年金額が厚生労働省の定める最低生活費に満たない場合、生活保護の申請をするとその差額がもらえるのです。

生活保護を受給するには、持ち家や車があると無理と思い込んでいる人がいますが、それらが「どうしても生活に必要」とみなされれば、生活保護受給者も所有が認められます。しかも、生活保護を受給すれば、医療費がタダ。入院費も基本的にタダです。これは大きなメリットでしょう。

生活保護を恥ずかしく思う必要はないのです。60歳を過ぎたら遠慮はしない。使える制度は、どんどん利用していこうではありませんか。

財産を子どもに残さない

貯金を使い果たしたところで、年金が入ってくるし、持ち家や車があっても生活保護を受給できる。となれば、後生大事にお金を蓄えておく必要があるでしょうか。足し算医療は、お金を使わずにできることもたくさんあります。ですが、お金を使えば使うほど、できることも増えます。

「お金がもったいない」と言う人もいますが、私たちがあの世に持って行けるのは思い出だけ。最後に「あんなことをやっておけばよかった」と思い残すことがないよう、今日できることをする。そのために必要なお金を使う。この思考が「幸せな人生だった」と思いながら旅立っていくには大切です。

引き算医療を熱心に行いながらヨボヨボになり、家に引きこもっている高齢者も大勢います。ですが、足し算ライフは、今日、ご自身で「これにチャレンジしてみよう」と思ったそのときから始めることができます。**90歳でも100歳でもそのときにできること、やりたいことを生活に一つひとつ足していけばよい**だけです。

一生懸命に築いた財産を子どもに残そうとする人も大勢いますが、これはろくなことにならないからやめたほうがいい。子どもが１人ならばまだよいですが、複数人いる場合、**遺産相続は大きなトラブルの種**になります。

子どもも歳を取ってくれば、自らの老後の不安から少しでも多く財産がほしいという気持ちになり、兄弟間の意見が噛みあわなくなります。さらに、子どもたちに配偶者がいる場合、余計に厄介です。それぞれの配偶者が「ここで妥協してはいけない」と子どもたちを焚きつけます。兄弟間の話しあいであればうまく収まっていたことも、大きくこじれていくケースを、私はいやというほど見てきました。

そうでなくても、歳を取るほど自分のお金に子どもが口出ししてくることが増えます。80代後半を過ぎて、認知症を理由に成年後見人がつくことにでもなれば、自分で財産を処理する権利さえ失います。これほどもったいないことはないでしょう。

お金がない人ほど、良縁に恵まれる

私には持論があります。「60代以降は、お金がない人ほど良縁に恵まれる」です。夫婦そろって仲よく歳を取っても、いずれはどちらかが先に逝くことになります。最近では、熟年離婚も多くなっています。数十年ともに生きてきた男女が、子どもが巣立ったあとに、自分の人生を各々歩んでいくというのも、生物学的に自然なこと。一夫一婦制は、人間の自然な本能にそった制度ではなく、人類が社会化するにつれて生まれた制度です。

ですから、60代以降は、父・母、夫・妻などという役割を忘れ、お互い自由になって、恋愛を楽しむのもよいのではないかと思います。**高齢者の脳を若返らせるうえで、恋愛以上の特効薬はありません。**エンドルフィンやドーパミン、セロトニン、オキシトシンという脳内ホルモンが大量に分泌されるからです。こうしたホルモンは幸福感、快感、愛情、安らぎなどの感情を喚起させ、脳を劇的に若返らせます。

ところが、下手に財産があると、子どもたちが反対してきます。ましてや、「再婚したい」などと言えば、「相手は財産目当てに決まっている」と怒り出すでしょう。

一方、財産がまるでない場合、恋愛も再婚も子どもたちに祝福されます。子どもの頭の片隅に「介護をお願いできる」という計算が働くのだとも思います。

そんなふうに、お金のない人が良縁に恵まれ、子どもたちにも祝福され、再婚するケースを私はいくつも見てきました。

とはいえ、お金がなければ、出会いを求めにいけないと思う人も多いでしょう。しかし、お金がないなら、自ずと働きに行くことになる。外に出ていけば、出会いのチャンスが訪れます。最近はコンビニやファストフードなどで活躍する高齢者も多くなりました。こちらが何か困っていると、気をきかせてテキパキと対応してくれるので、うれしくなります。そうして**外で元気に優しさを振りまいていれば、高齢者の多いこの時代、誰かとともに生きたいという人にきっと出会える**でしょう。

紙パンツ、補聴器、ステッキ、なんでも使おう

引き算医療は人をヨボヨボにすることをくり返し伝えてきました。思考も同じです。若い頃の自分と比較するような考え方は、ご自身を幸せにはしません。

高齢になると、「歳を取るのはイヤなもんだ」と多くの人が言います。これが、引き算の考え方をする人から出る言葉です。「昔の自分は、あんなこともこんなこともできていたのに、今はできない」と今の自分をマイナスにとらえているのです。

60代以降の人がこれからの人生を幸せに過ごすためには、思考も足し算をしていきましょう。**失ったものではなく、今できることに目を向けていく**ことです。

ただ、現実的に体の自由は年々きかなくなっていきます。そんなときにはどうするとよいのでしょうか。ここも、足し算をしていくとよいのです。

超高齢社会にある日本では、高齢者が快適に暮らすためのグッズが、ひと昔前に

比べてずいぶん充実してきました。

たとえば紙パンツがその一つでしょう。最近の紙パンツは、非常に薄くはき心地もよくなっています。性能がよくなっているのです。現在は、若い女性も吸水パッドを使うそうです。若い人が喜んで使っているものを、高齢者が恥ずかしがる必要はありません。紙パンツ一つ持てば、買い物や友人との食事、趣味の教室に出かけていく際の心配が和らぐのだとしたら、こんなに簡単な足し算はありません。

反対に、外出先でトイレに行かなくてすむようにと水分を控えるのは引き算で、やってはいけないこと。脱水症状を起こして命を縮める危険性があります。

こうした**高齢者向けグッズは、私たちのＱＯＬを確実に高めてくれます**。目が悪くなれば眼鏡をかけるのと同じように、耳の聞こえが悪くなったのならば補聴器を使えばよい。歩くことに不自由を感じるならば杖を持てばいい。杖というと年寄りクサイと思うなら、ちょっとかっこうよく「ステッキ」と呼べばよいだけのこと。ステッキも最近は軽くておしゃれな商品がたくさん出ています。

迷惑をかけてもいい。「成熟した依存」を心がけよう

日本人には「人様に迷惑をかけない」ことを美徳としている人が少なくありません。この考えは、高齢の人の生き方をどんどん狭めていきます。

歳を取れば足腰が弱るのは自然なこと。そうだというのに「人様に迷惑をかけてはいけない」と自立生活にこだわっていると、転倒して骨折しかねません。それをきっかけに寝たきりになれば、結局は人に頼って生きていくことになります。「なぜ、もっと早く言ってくれなかったのか」と周りをがっかりさせるだけです。

そんなことになる前に、福祉サービスを利用しましょう。私たちは、これまで税金も介護保険料もたくさん支払ってきました。それは、自分が要介護になったときに公的な福祉サービスを利用するためで、当然の権利です。福祉サービスは遠慮することなくどんどん活用することです。

大切なのは、「人様に迷惑をかけない」ことではなく、「成熟した依存」を心がけること。では、成熟した依存とは、どのようなことでしょうか。

それは、**頼るべきところは頼る。そのうえで、自分にできることも考えて実践していく**。これでよいのではないかと思うのです。

高齢になればできなくなることは増えていくが、できることもたくさんあります。それを活かさない手はありません。できないことは人に頼ってもいい。でも、自分にもできることはどんどんやっていく。そういう発想を持ち続けましょう。

ビジネスの世界では、「ギブ・アンド・テイク」が重要といわれます。しかし、高齢者の人づきあいでは、「テイク・アンド・ギブ」でよいのです。何かをしてもらったら、何かを返す。これができれば、周りの人は気持ちよく手を貸してくれるはず。ただし、**「ギブ」を行うときには、見返りを求めないこと**。見返りを求める気持ちは、自分の中に不満を生みますが、「自分がやりたいからやる」「感謝の気持ちを行動で示す」という気持ちでいれば、周りの人との関係も好転します。

次の世代に「死生観」の大切さを伝えていく

「先生は、どんな死に方が理想だと思いますか」

よくこんな質問をされます。

核家族化が進んだ日本では、死が身近ではなくなっています。おじいちゃん、おばあちゃんと孫がともに暮らしていないため、人がどのように老い、死んでいくのかということに実感を持ちにくくなっています。そのため、死に対して、必要以上の恐れ、あるいは理想を抱いてしまうのだと思うのです。

私が以前勤めていた浴風会病院では、在院者の平均年齢が85歳くらいだったこともあり、年間200人くらいの方が亡くなっていました。

精神科医である私も、当直をすると2回に1回の割合で患者さんの死に立ち会っていました。そのときの経験でいうと、**「死とは、思いのほかあっけないもの」**という印象です。

眠りにつき、そのまま起きてこない日が何日か続いて、そのまま亡くなっていく。そんなパターンが、少なくとも高齢者には多いものです。風邪を引いて、あっけなく死んでいかれる方もいました。反対に、のたうちまわって、苦しみながら亡くなる方は極めてまれ。少なくとも私は見たことがありません。

そうした**死というものを、子どもや孫に伝えていくのは、先を生きる者の役割です**。死はつらいことでも、特別なことでもない。だからこそ、生きている今ここに価値がある。自らの死生観を伝えることで、次の世代は死を身近なものとして実感する。すると、今日をいかに生きるとよいか考え始めます。

私自身の考えを言えば、死に方に理想はありません。ですが、生き方には理想がある。その理想とは、いかに元気に、今日の自分がやりたいと思うことを存分に行っていくか。その一日一日の延長に死があります。そうした生き方を支えてくれるのが、足し算医療という考え方なのです。

おわりに

昨年、『80歳の壁』(幻冬舎新書)という本を書きました。

この本は、年間ベストセラーになるほど多くの人に読んでもらうことができました。「和田秀樹」というと「高齢者問題のエキスパート」という認識が、世間に一気に広がったように感じます。

そのためか、執筆や取材の依頼は、山ほどやってきます。

ところが、です。

「高齢者向けの情報番組をつくりたいので、協力してください」

と言ってくるテレビ局は一つもありません。若者のテレビ離れが進み、視聴者のほとんどが高齢者だというのに、テレビ局の人たちは高齢者向けの番組をつくろうともしないのです。しかも、

「高齢者向けの商品を開発したい」

と相談にくる企業も一社もない。これも理解ができない。企業のトップたちが日本最大の市場を開拓することもせず、「不景気だ！」と嘆いているのですから、世話がありません。

現在、日本には個人金融資産が2000兆円くらいあるわけですが、そのうちの6割強を高齢者が持っています。

それならば、高齢者が「欲しい！」と思うものをつくって売っていくことこそ、日本経済には重要です。

ところがなぜ、それをしないのか。

「高齢者はお金を使わないから」「年寄りはケチなんだよ」

と言う人がいます。しかし、そうではありません。大事な貯金を使ってでも、「欲しい！」と感じさせる魅力的な商品がないから、高齢者の財布のヒモは固いままなのです。

たとえば、私が自動車メーカーの社長ならば、高齢ドライバーが免許を手放さずにすむように、「わが社は5年以内に事故を起こさない車をつくります」と宣言し、高齢者の方々に希望を持ってもらうことから始めるでしょう。

日本の人口の3割が高齢者です。その割合は、今後、ますます大きくなっていきます。高齢者が安心して運転を続けられる車ができ、現役ドライバーでいてくれれば、若者の車離れが進んでいる今、自動車メーカーにとってこんなに安泰なことはないはずです。

これはすべての業界に共通すること。パソコンもスマートフォンも家電も、もっと高齢者の生活を便利に豊かにできて、使いやすい製品があれば、高齢世代は高いお金を払ってでも買い求めるのではないでしょうか。

頭のよい経営者は、高齢者にターゲットをしぼった商品づくりやサービスをすでに始めています。

たとえば、星野リゾートでは、70歳以上向けの高級温泉旅館のサブスクリプション（定額購買）型のサービスを販売したところ、予想以上に大好評。第一期１００組は発売１カ月で完売したそうです。

ところが、ビジネスチャンスに気づかず、市場を開拓しようとする経営者はなかなかいない。タクシーに乗っていると、それがよくわかります。タクシーを利用する客は、大半が高齢者なのですから、高齢者向けの広告を出したほうがよいのです。タクシーに乗っているときほど、広告をのんびりと見られる時間はありません。ところが、ほとんどがＤＸ（デジタル・トランスフォーメーション）の広告。誰が見るのか、とあきれてものも言えない気持ちになります。

なぜ、こんなにも愚かな経営者ばかりなのか。

「高齢者に元気になってもらいたい」

と思う気持ちが乏しいからです。高齢者も、社会が冷たいことに慣れてしまって、あきらめてしまっている。これでは、自分たちにとって、暮らしやすい環境などつくっていけるはずがありません。

だからこそ、読者のみなさんの力が重要なのです。

高齢者のほうから、気づいたことは、どんどん声を大にして伝えていくことです。**高齢者が声を上げることで日本を変えていく。**これも高齢者のみなさんにぜひ足し算していただきたい考え方です。

現在、要介護・要支援となっている高齢者は、全体の2割弱。つまり、8割以上は元気な高齢者です。

最近、高齢者医療の現場にいて感じるのは、みなさんの意識が「長生きしたい」というより「長生きしなくてもいいから、元気でいたい」にシフトしてきているということです。つまり、大切なことが「長生き」より「元気」になってきているのです。

精神科医としての経験から言えることは、元気の源はメンタルにあるということです。

メンタルが元気であれば、多少体が衰えてきても、活力は保てます。

たとえ病気を抱えていたとしても、「私は元気です」と自分で言えば、その人は元気です。足が不自由で車いすに乗っていたって、寝たきりや認知症になっていたって、人とおしゃべりを楽しみ、おいしい食事やおやつを食べて「幸せだなぁ」と言えば、その人は幸福なのです。

ところが、その幸福を壊してしまうのが、引き算医療です。日々測定する血圧、血糖値、体重などの数値に一喜一憂していては、今、ここにある幸福を感じ取れなくなってしまいます。

医者は数字ばかり見て、「ああせい、こうせい」と患者に押しつける。「健康になるためには、薬を毎日きちんと飲んで、甘いものやお酒を控えなさい」と指導してくるわけです。

ですが、健康とは、数字で示されるものではなく、体の声を聞いて自身で判断するものです。**今日、あなた自身が健康と感じられる自分でいることが大切**なのです。

私には、自分が死んでからも受け継がれていく映画を1本、本を1冊、この世に残したい、という夢があります。そのためには、頭がシャキッとしていたほうがいい。これは足し算医療でなければ叶わぬことです。

医者が勧める数値にあわせてしまったら、とたんに頭がボーッとして体調が悪くなってきます。それでも引き算医療を勧める医者は、「数値が高いから、薬で下げましょう」と言う。ですが、これは患者自身の生き方を左右する非常に重たい言葉である、ということに医者自身が気づいていない。医者に人様の人生を決める権利などないのです。

昔、私たちがまだ若い頃、「いいじゃないの幸せならば」という佐良直美さんの歌が大ヒットしました。覚えていらっしゃるでしょうか。
これをもとにして、足し算医療の考え方を表すならば、
医者になんて言われようと「いいじゃないの、幸せならば」。
節制などせず、好きなものを食べていても「いいじゃないの、今がよければ」。
健康診断を受けるのをやめても「いいじゃないの、元気ならば」。
長生きはしなくても「いいじゃないの、天命と思えるならば」。
そんなふうに**楽観的に生きる今日という日の中にこそ、60代からの幸せはある。**
私はそう信じています。

２０２３年７月　和田秀樹

「足し算医療」のススメ
70代、老化の分かれ道でつまずかないために

著者　和田秀樹
2023年9月5日　初版発行

和田秀樹（わだ・ひでき）
1960年、大阪府生まれ。東京大学医学部卒。精神科医。東京大学医学部付属病院精神神経科助手、米国カール・メニンガー精神医学校国際フェローを経て、現在、ルネクリニック東京院院長。高齢者専門の精神科医として35年にわたって高齢者医療の現場に携わっている。著書は、『80歳の壁』（幻冬舎新書）、『70歳が老化の分かれ道』（詩想社新書）、『60歳からはやりたい放題』（扶桑社新書）、『老人入門』（ワニブックス【PLUS】新書）など多数。

発行者　佐藤俊彦
発行所　株式会社ワニ・プラス
〒150-8482
東京都渋谷区恵比寿4-4-9　えびす大黒ビル7F
発売元　株式会社ワニブックス
〒150-8482
東京都渋谷区恵比寿4-4-9　えびす大黒ビル
装丁　橘田浩志（アティック）
柏原宗績
編集協力　江尻幸絵
DTP　株式会社ビュロー平林
印刷・製本所　大日本印刷株式会社

ISBN 978-4-8470-6212-4
ワニブックスHP　https://www.wani.co.jp

ワニブックスPLUS新書

和田秀樹先生著作　既刊書

好評
発売中

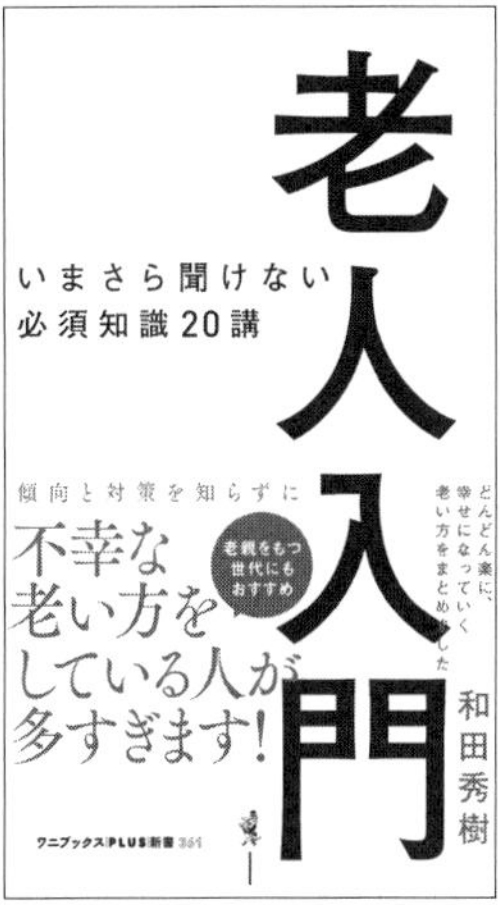

老いに対する正しい知識がないことで、過度に不安になったり、老いが加速したり、結果的に不幸な老い方をしている人が多くいます。そこで本書では、老年医学の専門家による「これだけは知っておかないともったいない」という必須知識をわかりやすくまとめました。「老いはゆっくりとしか進まない」「筋肉は日常生活で維持できる」「脳の機能は自由時間を楽しめば維持できる」「With病気という考え方で穏やかな老後を迎えられる」「老いてからの人生はどんなに奔放でもいい」など――。年齢を重ねるたびに“どんどん楽に、幸せになっていく”老い方の手引きをご紹介します！

●老人入門 ―いまさら聞けない必須知識20講―

990円（税込）978-4-8470-6678-8

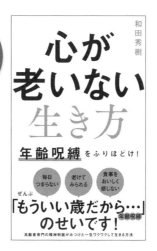